実践
嚥下内視鏡検査(VE)
動画でみる嚥下診療マニュアル

監修 廣瀬 肇
著 大前由紀雄・西山耕一郎・生井友紀子

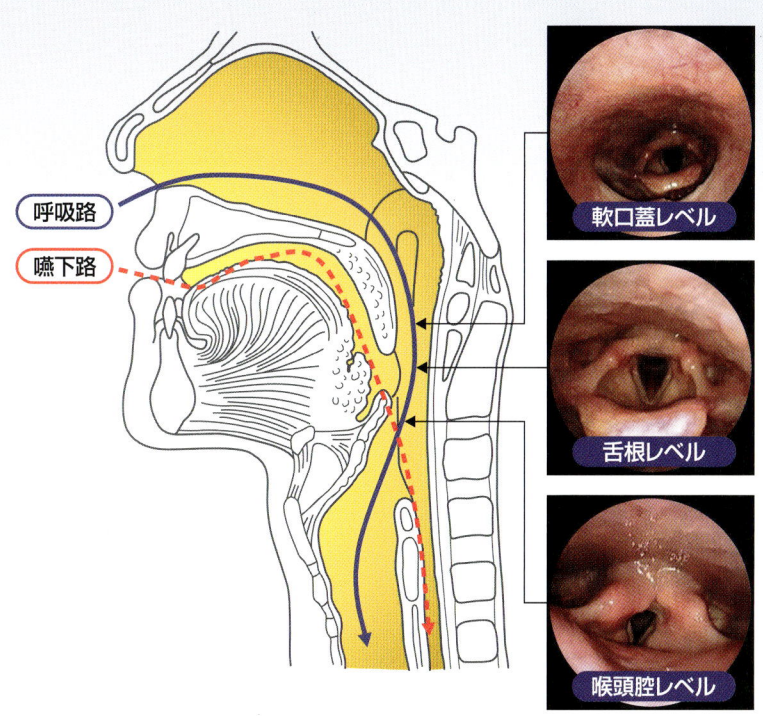

インテルナ出版

序　文

　近年，耳鼻咽喉科領域において嚥下障害とその対応が重要課題として注目されている．とくに超高齢化社会において老人の嚥下性肺炎罹患が問題とされ，潜在的な誤嚥の発見とその対策も急務とされている．日本耳鼻咽喉科学会においては，嚥下障害の重要性を早くから認識しており，これまで学会主導のもとに嚥下障害を主題とした講習会を毎年行うほか，平成20年には「嚥下障害診療ガイドライン」を刊行して会員の啓蒙につとめてきた．

　このような時期に，平成22年度の診療報酬改定に伴って，「内視鏡的嚥下機能検査」が点数化された．これは従来耳鼻咽喉科領域で，"嚥下内視鏡検査（videoendoscopy：VE）"として普及しつつある検査に該当し，ファイバースコープを用いビデオモニター上で嚥下時の咽喉頭の状態を観察・記録するものである．「嚥下障害診療ガイドライン」においては，まさにこのVEの施行を勧めることが主眼となっている．

　本書はこうした背景を踏まえ，実際にVEを施行する際に必要な基礎的知識から，実際の施行手技やその結果の解釈，診療方針の決定などについて解説することをめざした．つまり本書の狙いは，これまであまりこの検査に取り組んだ経験のない耳鼻咽喉科医にもVEの重要性を理解してもらい，その上でVEを積極的に日常の耳鼻咽喉科診療に取り入れてもらうことにある．

　本書には各種の症例のVE画像を動画DVDとして添付してあり，本書の記述を読むことと並行してこれらの画像をみることによって読者の理解を深めようと試みた．とくに第6章では，VEの結果から，どのようにその後の対応を考えていくべきかについて，「嚥下障害診療ガイドライン」で示唆された診療基準と対比させながら解説した．また，本書では本文のほかにいくつかのメモを加えた．このうち「ひと口メモ」は主として言語聴覚士をはじめとするコメディカル・スタッフを対象としたリハビリに関係する内容が中心である．「ポイント」は，読者に強調したい要点を本文に付記する形としたものである．「NOTE」は，とくにこれから嚥下障害の専門家をめざしていこうとする耳鼻咽喉科医に読んでいただきたい内容を盛り込んだ．また円滑な臨床のヒントになる読み物として「column」を設けた．

　本書の第1章から第6章までの執筆，さらにDVD資料の提供については，筆頭著者として大前由紀雄博士が，長年の経験に基づいてその大部分を担当されたことを強調しておきたい．西山耕一郎博士は，これまでもオフィス診療の立場から数多くの報告を重ねてこられたが，本書の第6章への症例およびDVDの提供，あるいは「ポイント」や「NOTE」の作成，とくに自らのオフィス診療の実践の紹介などの形で積極的な貢献をいただいた．第7章の執筆は，VE検査とその後の対応を補足する意味で，嚥下リハビリテーションのごく基本的な事柄について，言語聴覚士の立場から，生井友紀子氏が担当した．生井氏には，「ひと口メモ」「column」などの

作成,さらにはマスコミでの記者・編集者の経験を生かしていただき本書全体の構成から編集に至るまで,多大な協力を得た.

　本書は企画から始まり多くの段階で,著者3氏とともに意見を集約させながら完成に至ったもので,監修者として著者各位に心から敬意と謝意を表するものである.

　今や嚥下障害への対応は耳鼻咽喉科医にとって避けて通れない喫緊の課題である.本書を通読することによって,一人でも多くの耳鼻咽喉科医がこの問題にさらに興味と関心をもつようになっていかれることを切望するものである.さらに耳鼻咽喉科医に限らず,嚥下障害に関わる医師,また言語聴覚士をはじめとするコ・メディカルも,本書を通して,嚥下障害への理解を深められると期待している.

　最後に,本書の刊行にあたってインテルナ出版の編集担当者に絶大な協力を賜ったことを付記し,謝意を表する.

2011年初春

廣　瀬　　肇

目　次

| 序　文 | 2 |

第1章　嚥下障害を診る　　10

1　嚥下障害の背景を知る …………………………………………………………… 11
2　嚥下障害の診断 …………………………………………………………………… 12
3　嚥下障害の治療 …………………………………………………………………… 13

第2章　嚥下のしくみ　　14

Ⅰ　嚥下のしくみ……………………………………………………………………… 14
　　1　摂食・嚥下の過程 …………………………………………………………… 14
　　2　誤嚥を防ぐしくみ …………………………………………………………… 15
Ⅱ　内視鏡でみる，嚥下の過程と嚥下のメカニズム…………………………… 16
　　1　咽頭期の定義 ………………………………………………………………… 16
　　　　動画　2-1　咽頭期の定義
　　2　嚥下時の喉頭閉鎖 …………………………………………………………… 17
　　　　動画　2-2-1　舌根レベルでの観察
　　　　動画　2-2-2　咽頭レベルでの観察
　　3　気管側からみる声門レベルの閉鎖 ………………………………………… 18
　　　　動画　2-3　気管側からみる声門レベルの閉鎖
　　4　息止めでみる喉頭閉鎖のメカニズム ……………………………………… 19
　　　　動画　2-4　息止めの程度でみる喉頭閉鎖

5 嚥下時の食道入口部の開大 …………………………………………………… 20
   動画 2-5 呼吸路から嚥下路への変化
6 食塊の移送 ……………………………………………………………………… 22
7 嚥下反射の惹起（咽頭期の開始）のタイミング ……………………………… 23
   動画 2-6 嚥下反射の惹起のタイミング

第3章　内視鏡下嚥下機能検査（VE）の基礎　26

1 内視鏡下嚥下機能検査の位置づけと有用性 …………………………………… 26
2 喉頭内視鏡検査との相違 ………………………………………………………… 28

第4章　内視鏡下嚥下機能検査の実際　30

Ⅰ 検査の準備 ………………………………………………………………………… 30
Ⅱ 検査を始める際の注意事項 ……………………………………………………… 31
Ⅲ 検査の手順 ………………………………………………………………………… 32
  1 検査目的に応じて内視鏡先端の位置を決める ……………………………… 32
     動画 4-1 内視鏡の位置による相違
  2 検査手順 ………………………………………………………………………… 34
     動画 4-2-1 検査の手順（ステップ1）
     動画 4-2-2 検査の手順（ステップ2）
  3 検査の工夫 ……………………………………………………………………… 36
     動画 4-3-1 咽頭注水法とその後の対応
     動画 4-3-2 息止め嚥下法の習得

第 5 章　内視鏡下嚥下機能検査の観察ポイント　　40

Ⅰ　ステップ1：検査食を用いない状況での観察ポイント……………………………… 41
　1　運動機能は左右を見比べる ……………………………………………………… 41
　　　　動画　5-1-1　運動機能の観察―不随意運動―
　　　　動画　5-1-2　運動機能の観察―鼻咽腔閉鎖不全―
　　　　動画　5-1-3　左喉頭麻痺
　　　　動画　5-1-4　左喉頭麻痺＋左咽頭筋麻痺
　　　　動画　5-1-5　左咽頭筋麻痺
　2　咽頭残留から嚥下状況を予想する ……………………………………………… 44
　　　　動画　5-2-1　咽頭残留
　　　　動画　5-2-2　咽頭残留から病態を予想する
　3　息止めを指示して喉頭閉鎖能をみる …………………………………………… 46
　　　　動画　5-3　息止めでみる喉頭閉鎖
　4　喉頭の感覚機能を評価する ……………………………………………………… 47
Ⅱ　ステップ2：検査食を用いた状況の観察ポイント…………………………………… 48
　1　ホワイトアウトまでの状況 ……………………………………………………… 49
　　　　動画　5-4-1　早期咽頭流入（症例1，2）
　　　　動画　5-4-2　早期咽頭流入（症例3）―検査食の違いでみる咽頭流入―
　　　　動画　5-5　嚥下反射の惹起遅延
　2　ホワイトアウトの状況 …………………………………………………………… 51
　3　ホワイトアウト後の状況 ………………………………………………………… 52
　　　　動画　5-6　嚥下後の咽頭残留
　　　　動画　5-7-1　喉頭流入像
　　　　動画　5-7-2　ホワイトアウト前の誤嚥
　　　　動画　5-7-3　ホワイトアウト後の誤嚥
　　　　動画　5-7-4　嚥下の状況から誤嚥を予想する
　　　　動画　5-7-5　嚥下反射の惹起不全型の誤嚥
　　　　動画　5-7-6　気管側からみる誤嚥
　4　嚥下状況の違いを確認する ……………………………………………………… 58

第6章 検査に基づく診療指針
―嚥下内視鏡検査でどこまで判断できるか―

60

Ⅰ 対応基準 ……………………………………………………………………… 61
  1 外来において経過観察する ……………………………………………… 61
  2 外来で嚥下指導や訓練を行い，経過を確認する ……………………… 61

- 動画 6-1 高齢者の痰のからみと微熱から誤嚥のリスクを予測する
　　　　　―症例1―
- 動画 6-2 高齢者の痰のからみとのどの違和感から誤嚥のリスクを考える
　　　　　―症例2―
- 動画 6-3 嚥下後の咳から誤嚥のリスクを予想する―症例3―
- 動画 6-4 潜在的な誤嚥のリスク―嚥下機能の低下―症例4―
- 動画 6-5 喉頭内の貯留物（喉頭クリアランスの低下）―症例5―
- 動画 6-6 嚥下反射の惹起遅延に対応する―症例6―
- 動画 6-7 嚥下指導と訓練―咽頭残留への対応―症例7―
- 動画 6-8 嚥下反射の惹起遅延と咽頭残留―症例8―
- 動画 6-9 多量の咽頭残留―症例9―

  3 専門的な医療機関に紹介する …………………………………………… 74

- 動画 6-10 咽頭残留への対応―症例10―
- 動画 6-11 咽頭期の障害―左右差のある病態―症例11―
- 動画 6-12 喉頭水平部分切除（喉頭蓋を切除）例
　　　　　―息止め嚥下の習得を目指す ―症例12―
- 動画 6-13 嚥下機能補強手術を実施する―症例13―

  4 「評価や治療の適応外」との判断を行う ……………………………… 80

- 動画 6-14 治療の適用外の判断―症例14，15―

Ⅱ 誤嚥の重症度 ………………………………………………………………… 81

- 動画 6-15 誤嚥発症の病態
- 動画 6-16 気道防御反射（咳反射）の低下

Ⅲ　嚥下障害の重症度……………………………………………………………… 84
　　1　段階的な経口摂取を開始できるか？……………………………………… 85
　　　　🔘 動画　6-17　内視鏡検査から経口摂取困難と判断した症例
　　2　経口摂取のレベルアップを目指す………………………………………… 87

第7章　リハビリテーション　　　　　　　　　　　　　　　　92

1　間接訓練：食物を用いずに行う訓練……………………………………………… 93
2　直接訓練：食物を用いる訓練……………………………………………………… 94

参考文献　　　　　　　　　　　　　　　　　　　　　　　　　98

索　引　　　　　　　　　　　　　　　　　　　　　　　　　100

📖 NOTE

- 位相と期で評価する………………………………………………………… 15
- 呼吸路と嚥下路……………………………………………………………… 20
- 舌による食塊の移送………………………………………………………… 22
- プロセスモデル……………………………………………………………… 24
- トリガー……………………………………………………………………… 24
- JCS …………………………………………………………………………… 31
- 食塊の流入経路 lateral food channel：側方経路 ……………………… 34
- 検査食の選択………………………………………………………………… 34
- 内視鏡を用いた咽頭注水法………………………………………………… 37
- 嚥下食ピラミッド…………………………………………………………… 39
- 癌などに注意………………………………………………………………… 40
- 咽頭残留（咽頭クリアランス）と喉頭残留（喉頭クリアランス）…… 45
- VEを用いた感覚機能の評価……………………………………………… 47
- 病態の把握…………………………………………………………………… 58
- 喉頭挙上・ホワイトアウトと咽頭残留…………………………………… 64
- 気管切開と嚥下機能………………………………………………………… 67
- 横向き交互嚥下……………………………………………………………… 71
- 喉頭挙上の左右差への対応………………………………………………… 76
- 息止め嚥下法………………………………………………………………… 78
- 誤嚥を分類する……………………………………………………………… 83
- VEを用いたバイオフィードバック訓練………………………………… 97

Column

- ●耳鼻科医がVEを行うことを期待されている理由 ……………………………… 25
- ●咀嚼を伴う自由嚥下のモデル（プロセスモデル） ……………………………… 25
- ●嚥下機能に悪影響を及ぼす薬 ……………………………………………………… 58
- ●さまざまな誤嚥例 …………………………………………………………………… 59
- ●ハイリスク群の高齢者への指導 …………………………………………………… 63
- ●高齢者と肺炎 ………………………………………………………………………… 63
- ●増粘剤の指導 ………………………………………………………………………… 65
- ●嚥下指導と嚥下リハ ………………………………………………………………… 66
- ●代償的アプローチ法 ………………………………………………………………… 72
- ●治療的アプローチ法 ………………………………………………………………… 73
- ●一般外来で指導するか，言語聴覚士による指導を依頼するかの分かれ道は？ ……… 74
- ● Refeeding症候群 …………………………………………………………………… 85
- ●胃ろう造設 …………………………………………………………………………… 85
- ●嘔吐後の肺炎 ………………………………………………………………………… 87
- ●頸部前屈位と頸引き位の違い ……………………………………………………… 87
- ●嚥下内視鏡検査（VE）における兵頭スコアの有用性 …………………………… 88
- ●息止め嚥下やMendelsohn法の導入には注意が必要 …………………………… 97
- ●頸部回旋嚥下 ………………………………………………………………………… 97

付属DVDの使い方

本書の特徴の一つは，動画（DVD）をみることで，嚥下内視鏡検査（VE）をバーチャル体験できるように構成している点である．DVDの映像は，リアルタイムな動画を収録しているが，必要に応じてスローモーション画像や解説を加えた静止画を収録している．

本文の解説にあわせて各チャプターの動画（例：動画2-1）を再生することで，臨場感のある検査を体験し所見を理解できるように工夫してある．さらに，DVDを再生するだけでなく，パーソナルコンピュータ（PC）上で，動画を静止したり，コマ送りで再生しながら，本書に掲載された静止画をみたり解説を読むことでいっそう理解しやすくなる．

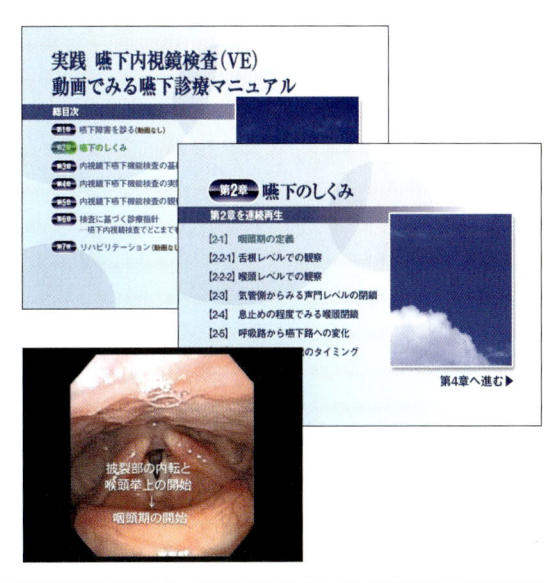

INT-1102　43 min.　片面1層ディスク　MPEG-2　COLOR

4:3　ALL NTSC　レンタル不可　館外貸出不可　複製不能　DVD VIDEO

本DVDはDVD-VIDEOです．DVDプレーヤーまたはDVD-VIDEOに対応したパソコンでご視聴下さい．また，本DVDに音声は含まれておりません．

本DVDを無断で複製したり，公衆に上映およびインターネット上で受信できる状態にすると，著作権の侵害となりますのでご注意下さい．

嚥下障害を診る

第1章

　高齢社会の到来を迎えた今日，脳血管障害や神経・筋変性疾患などさまざまな疾患や病態によって，「口から食べられない」「食べるとむせてしまう」といった摂食・嚥下障害の問題を抱えた患者が増加している．こうした摂食・嚥下障害の患者に直面した場合には，経口摂食への導入や確立が可能なのか？　栄養管理や気道管理をどうするか？　誤嚥の予防や対策をどうするか？　といった判断に迫られる．

　本章では，"嚥下障害を診る"ための診療の流れを概説する（図1）．

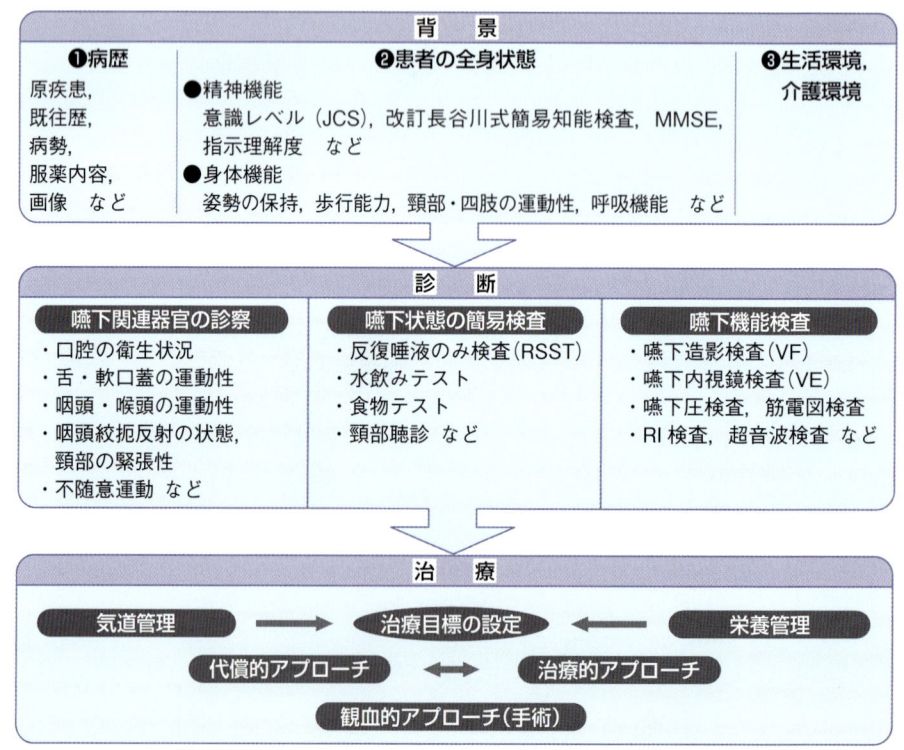

図1　嚥下障害診療の流れ

1 嚥下障害の背景を知る

◎嚥下障害の発症には，嚥下動態の異常だけでなく身体的要因，精神的要因，社会的要因などが複雑に関与する（図2）．このため，嚥下障害の背景を知ることが必要である．

❶病歴
◎経口摂食のできない嚥下障害症例の多くは，その原因疾患が明らかである．
◎原因疾患がはっきりしない症例では，病歴を詳細に聴取し神経学的所見・画像診断などを参考にして原因の追及に努める．

❷患者の全身状態
◎Japan Coma Scale（JCS）は意識レベルを示す尺度で，経口摂食への導入には少なくとも一桁台であることが望まれる．
◎精神機能は，摂食能力や意欲に影響する．また，意思の疎通や指示理解能力は治療を実施するうえで重要となる．
◎四肢・体幹の運動機能や呼吸機能を評価する．姿勢異常や肢体不自由などは，頸部の過緊張をもたらし嚥下運動にとって不利となる．

❸生活環境，介護環境
◎生活環境や介護環境など社会的背景は，嚥下障害の重症度を修飾する要因となる．また，将来的な介護環境は，治療目標を決めるうえで留意する．

> **ひとロメモ**
> 嚥下障害を主訴に受診し，神経・筋疾患や脳幹梗塞などの原因疾患を疑うきっかけとなるケースもある．

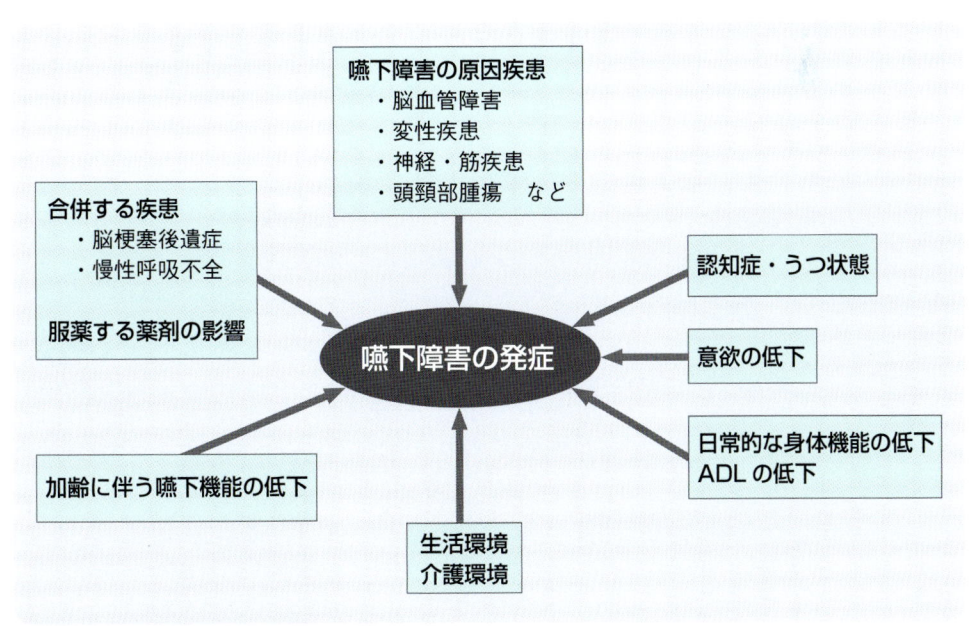

図2　嚥下障害を取り巻く背景

2 嚥下障害の診断

❶嚥下関連器官の評価
◎ 視診では，口腔内の衛生状態や顔面神経・舌咽神経・迷走神経・舌下神経麻痺の有無などを観察する．
◎ 触診では，咬合状態，喉頭挙上運動，頸部の緊張状態に留意する．
◎ 気管切開は嚥下にとって不利な要因となるため，気管カニューレの種類やそのフィッティング状況に留意する．

❷嚥下状態を調べる
◎ 簡易検査：空嚥下，水嚥下（水のみテスト），ゼリーなどを用いて嚥下の状況を観察する．また，実際の摂食場面から，食事に対する意欲，疲労の有無，摂食時間，むせや咳，湿性嗄声，流涎，随意的な咳の可否などの能力評価を実施する．
◎ 嚥下機能検査（表1）：内視鏡検査（VE）やX線造影検査（VF）が一般的である．この他に，特殊な検査として嚥下圧検査，筋電図検査などがある．

> **ひとロメモ**
> むせは気道に流入した異物を排出するための反射で誤嚥の重要な徴候である．一方，誤嚥をしていてもむせないこともあり，こうした誤嚥を不顕性誤嚥 silent aspiration と呼ぶ．

表1 嚥下機能検査の利点と欠点

検査法	利点	欠点
内視鏡検査	機動性と簡便性に優れる	咽頭期を直接観察できない
	X線被曝など検査の不利益がない	食物によるレンズの汚れがある
	喉頭閉鎖の状況を評価できる	内視鏡挿入によるバイアスがある
	咽喉頭の感覚も評価できる	
	実際の食品でも検査できる	
	治療的検査としてベストな嚥下を確認できる	
X線造影検査	嚥下運動全般を視覚的に観察できる	X線透視装置が必要
	造影剤の移動する状況（相：phase）と嚥下運動の出力状態（期：stage）がわかる	体位の制限がある
		X線被曝がある
	誤嚥の有無，程度，時期がわかる	造影剤の誤嚥のリスクがある
	治療的検査としてベストな嚥下を確認できる	模擬検査食の準備を必要とすることがある
嚥下圧検査	比較的侵襲が少なく，上部食道括約機構と咽頭収縮力を評価できる	器材が高価で検査法も標準化されていない
		嚥下運動の全般は評価できない
	機能的嚥下障害の病態把握に有用である	誤嚥の有無はわからない
筋電図検査	嚥下運動に関連する嚥下筋の活動が評価できる	針筋電図検査は侵襲を伴う
	輪状咽頭筋の収縮・弛緩が評価できる	目的とする筋肉への刺入に熟練を要する
	嚥下運動開始の指標として応用できる	
	バイオフィードバック訓練への応用ができる	

大前由紀雄：よくわかる嚥下障害・評価と診断，永井書店，2005より改変

3 嚥下障害の治療

❶治療目標の設定
- 治療の目標は安全で確実な経口摂食の確立であるが，嚥下障害の原因疾患，患者の身体・精神状態，将来的な生活・介護環境などによって設定される目標も異なる．
- 症例によっては経口摂食を追求するだけでなく，経鼻経管栄養や胃ろうなどの代替栄養法の選択を判断する．

❷治療へのアプローチ
- 嚥下障害に対する治療は，安全な条件を設定しながら残存能力を有効に引き出し，嚥下能力を高めていく．
- 呼吸訓練や理学的療法も重要で，他の機能障害を合併している場合には全身的なリハビリテーションが必要となる．
- 嚥下障害へのアプローチ法は，代償的アプローチ（**表2**），治療的アプローチ（**表3**），観血的アプローチ（**表4**）とに大別される．障害の状況によってこれらのアプローチを組み合わせて実施する．

表2 代償的アプローチ法

機能・形態障害を容認しながら嚥下障害という能力障害（disability）に対してリスクを最小限にすることを目指したアプローチ法

食塊流入のタイミングや経路の調整

嚥下姿勢の工夫
- 食塊の流入経路やタイミングを変える
- 重力の有効利用
- 残存した嚥下出力の有効活用

食塊の粘性・形態の工夫
- 食塊の流入速度を変える
- 残留の少ない形態に変える

嚥下量の制限
- 1回の食塊の流入量を制限する

嚥下反射を惹起する感覚刺激の増大

食塊の味・温度など
- 嚥下反射の惹起遅延に対して嚥下反射の促進

表4 観血的アプローチ法

**機能補強外科手術：
嚥下しやすく誤嚥しにくい形態の具現化**

- 輪状咽頭筋切断術
- 喉頭挙上術
- 喉頭形成術 など

表3 治療的アプローチ法

嚥下に関連した神経や筋肉などの障害に起因する機能・形態障害（impairment）に対して機能改善を企図したアプローチ法

嚥下運動のある部分を補強するリハ訓練

嚥下関連器官の可動域訓練：嚥下運動の出力の改善・強化
- 舌可動域訓練
- 構音訓練，発声訓練
- 嚥下体操
- Shaker 法[※1] など

特殊な嚥下方法：各嚥下運動の出力の状態を強化する
- 息止め嚥下
- Mendelsohn 法
- 努力嚥下
- 舌前半部のアンカー補強嚥下[※2] など

バルーンカテーテル法：食道入口部の緊張低下

口腔ネラトン法：円滑な嚥下運動や嚥下パターンの確立

嚥下反射の誘発を促進するリハ訓練

咽頭アイスマッサージ法：嚥下反射の促進
Thermal Stimulation 法
K-point 刺激法[※3] など

[※1] Shaker R et al: Augmentation of deglutitive upper esophageal sphincter opening in the elderly by exercise. Am J Physiol, 272: G 1518-1522, 1997.
[※2] 大前由紀雄，他：舌前半部によるアンカー機能の嚥下機能に及ぼす影響．耳鼻と臨床，44：301-304，1998.
[※3] Kojima C et al: Jaw opening and swallow triggering method for bilateral-brain-damaged patients; K-point stimulation. Dysphagia, 17: 273-277, 2002.

嚥下のしくみ

第2章

I 嚥下のしくみ

1 摂食・嚥下の過程

◎嚥下の過程は，1816年Magendieによって口腔期，咽頭期，食道期の3期に分類され，この過程にそって嚥下のしくみが解明されてきた．特に咽頭期は，誤嚥の発症に最も関連する過程で，慣習的に咽頭期を"狭義の嚥下"として捉える．

◎摂食・嚥下の過程は，"嚥下3期"に先だって食物を認識し捕食する"認知期"と口腔内で食塊を形成する"口腔準備期"を加えて5過程に分類される．

 ポイント
嚥下機能検査では，主としてこの過程の異常を評価し，その異常に応じて対応策を講じる．

2 誤嚥を防ぐしくみ

◎呼吸のための経路（呼吸路）と嚥下のための経路（嚥下路）は，中咽頭で交差している．このため，誤って食物が呼吸路に侵入することがある．
◎安全な経口摂取には，
　① 嚥下しやすい食形態に整え保持する＝口腔準備期，口腔期
　② 呼吸路から嚥下路になる＝口腔期，咽頭期
　③ 食塊を搬送する駆動力を生み出す＝咽頭期，食道期
　④ 前記②と③の運動が適切なタイミングで惹起する＝感覚入力や中枢性の制御
　⑤ もし気道に流入した場合には排出する＝気道防御反射
が重要である．

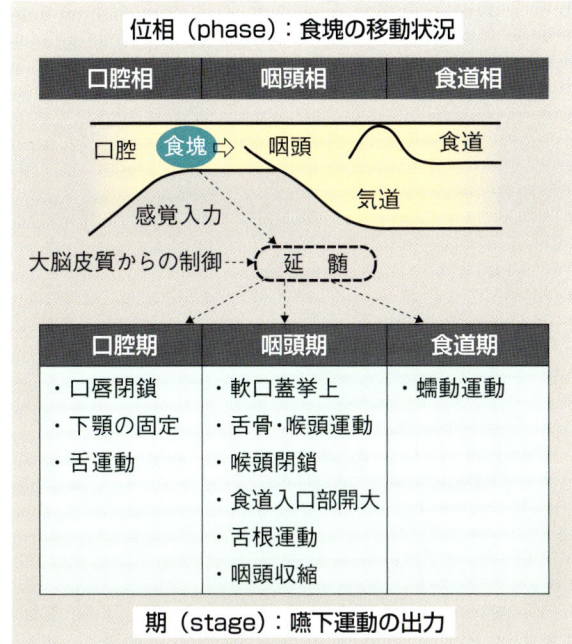

図1　位相(phase)と期(stage)との関係

📖 NOTE ● 位相と期で評価する

食塊を用いた嚥下の評価は，進が提唱した位相（phase）と期（stage）という概念に従うと理解しやすい（図1）．
"位相（phase）"は食塊の移動状況で，"期（stage）"は，一連の嚥下運動を演出する一連の出力運動である．
嚥下障害の病態は，"位相（phase）"と"期（stage）"との関係から，
　① 咽頭期嚥下の惹起遅延型障害："位相"の進行に対する"期"の遅延
　② 咽頭期嚥下の停滞型障害："期"の進行に対する位相の停滞—嚥下のパターン出力の異常，嚥下の出力の低下あるいは脱落
　③ 咽頭期嚥下の惹起不全型障害："期"の惹起不全
に分類できる．

進武幹：嚥下の神経機序とその異常—第95回日本耳鼻咽喉科学会総会宿題報告：10-184，1994．

第2章 嚥下のしくみ　15

II　内視鏡でみる，嚥下の過程と嚥下のメカニズム

1　咽頭期の定義

◎咽頭期は，誤嚥を防止し食塊を移送する最もダイナミックな嚥下の過程である．
　①咽頭を呼吸路から嚥下路に変える運動
　②食塊を咽頭から食道に移送する駆出力を生み出す運動
◎内視鏡検査では，ホワイトアウトのため咽頭期の嚥下運動を観察できない．

> ポイント
> 咽頭期の開始は，喉頭挙上の開始が指標となる．内視鏡像では，喉頭が挙上の開始とともにホワイトアウトとなる．内視鏡像では，ホワイトアウト像の間を咽頭期と定義する．

動画　2-1　咽頭期の定義

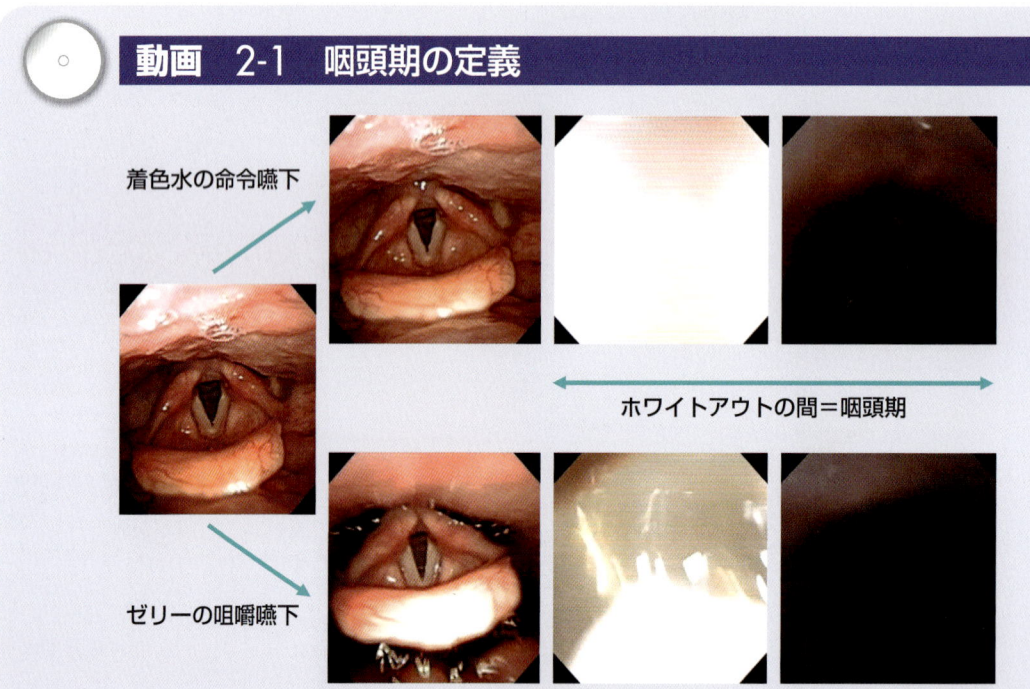

ホワイトアウトの間が咽頭期に相当する．命令嚥下と咀嚼嚥下では，ホワイトアウトに至るまでの検査食の流入状況が異なる．

> 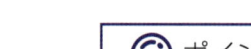ポイント
> ホワイトアウトが不十分な場合や，ホワイトアウトの持続する時間が短い場合は，咽頭期の運動に何らかの障害があると予想する

2 嚥下時の喉頭閉鎖

ひとロメモ
嚥下時の喉頭閉鎖には，声帯や仮声帯の内転運動だけでなく，喉頭挙上運動や舌根の後方運動が重要である．

◎ 披裂部が内転し，その後，披裂部が喉頭蓋に接近しながら立体的に閉鎖していく．
◎ ホワイトアウト直前でも，声門は閉鎖していないことが多い．
◎ ホワイトアウト前の喉頭閉鎖は，息止めの程度によって異なる．

動画 2-2-1 舌根レベルでの観察

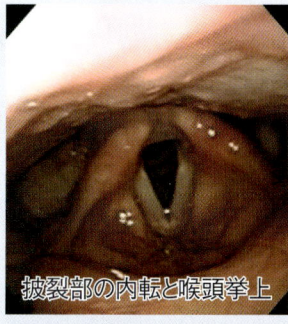
披裂部の内転と喉頭挙上

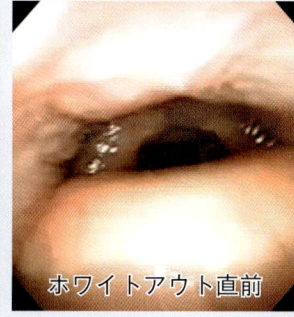
ホワイトアウト直前

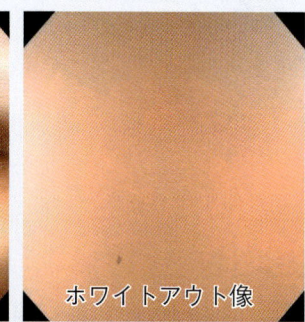
ホワイトアウト像

動画 2-2-2 喉頭レベルでの観察

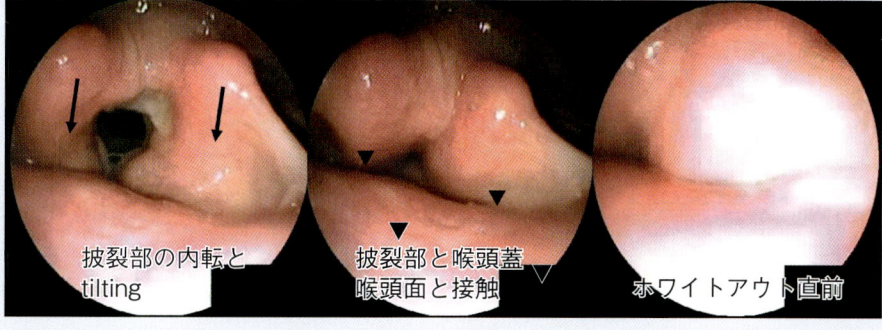

披裂部の内転とtilting ／ 披裂部と喉頭蓋喉頭面と接触 ／ ホワイトアウト直前

 ポイント
披裂部の内転は，喉頭閉鎖の最も早い段階で観察される．内転した披裂部は，喉頭挙上運動に伴って前上方へ移動（tilting）し，喉頭蓋喉頭面と接触することで喉頭腔が閉鎖していく．
声帯レベルの閉鎖は，ホワイトアウトの直前でも確認できないことが多い．

Ohmae Y et al: Timing of glottic closure during normal swallow. Head and Neck, 17: 394-402, 1995.

3 気管側からみる声門レベルの閉鎖

◎通常の内視鏡検査では,声門閉鎖の全貌を観察できない.気管切開がある場合は,気管側から観察することで,嚥下時の声門閉鎖の状況や誤嚥の有無を確認できる.
◎気管側から観察すると,嚥下時に左右の声帯が内転し閉鎖するのが確認できる.

動画 2-3 気管側からみる声門レベルの閉鎖

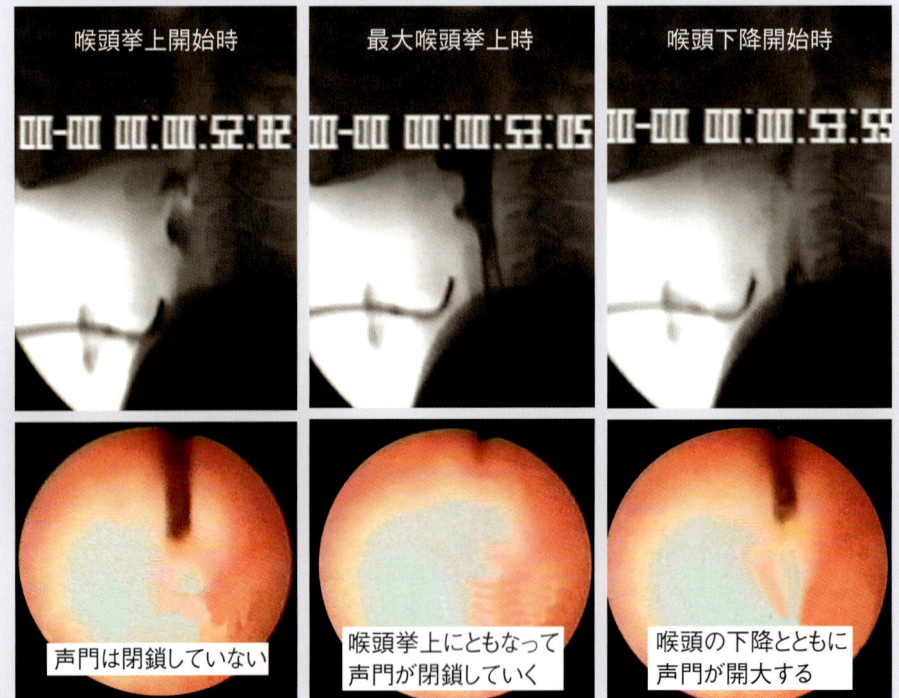

動画は,X線造影像と気管側からみた内視鏡像とを同期させて声門閉鎖のタイミングを観察した映像を収録している.本例は,急性喉頭蓋炎で緊急気管切開を実施し,その後,気管切開孔の閉鎖前に同意を得て実施した症例を呈示している.

> ポイント
> 声門レベルは,最大喉頭挙上位に一致するタイミングで閉鎖する.

4 息止めでみる喉頭閉鎖のメカニズム

- 息止めを指示することで，声帯や仮声帯レベルの閉鎖，さらに披裂部のtiltingの状況の一部を観察できる．
- 息止めによる立体的な喉頭閉鎖は，嚥下時に喉頭が閉鎖していく過程の一部を反映している．

動画 2-4 息止めの程度でみる喉頭閉鎖

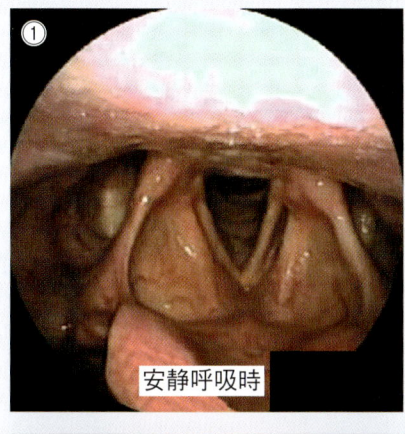
① 安静呼吸時

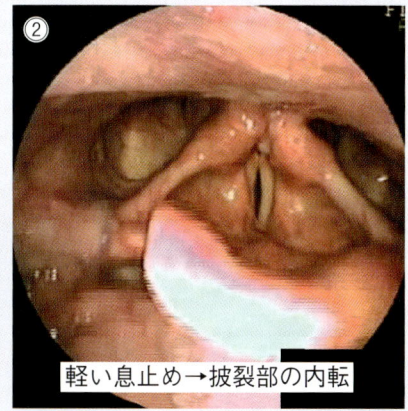
② 軽い息止め→披裂部の内転

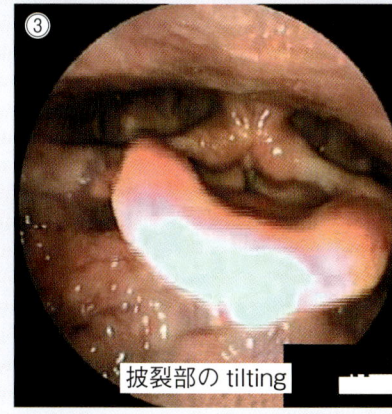
③ 披裂部のtilting

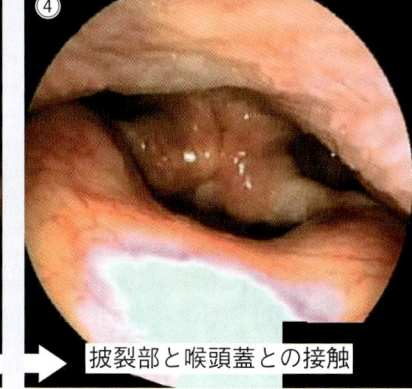
④ 披裂部と喉頭蓋との接触

> **ポイント**
> 息止めの程度によって，披裂部の内転→声帯，仮声帯の閉鎖→内転した披裂部の前上方への移動（tilting）→披裂部と喉頭蓋とが接触し喉頭口が狭くなる過程を確認できる．

Ohmae Y et al: Effect of two breath holding maneuver on otopharyngeal swallow. Ann Oto-Rhino-Laryngology, 105: 123-131, 1996.

5 嚥下時の食道入口部の開大

◎ 食道入口部は上部食道括約筋（輪状咽頭筋）の持続的収縮によって，安静時には閉鎖し，食道からの食塊の逆流と食道への空気の流入とを防止している．
◎ 嚥下時には食道入口部が開大し食塊が通過する．
◎ 食道入口部の開大には，
　① 輪状咽頭筋の筋活動停止による食道入口部の弛緩（relaxation）
　② 喉頭・舌骨の前方移動による食道入口部の前後径の拡大（dilatation）
　③ 食塊自体による圧力（intrabolus pressure）
が関与している（図2）．

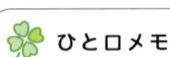
ひとロメモ
正常な嚥下では，喉頭が閉鎖するタイミングと食道入口部が開大するタイミングがほぼ一致する．

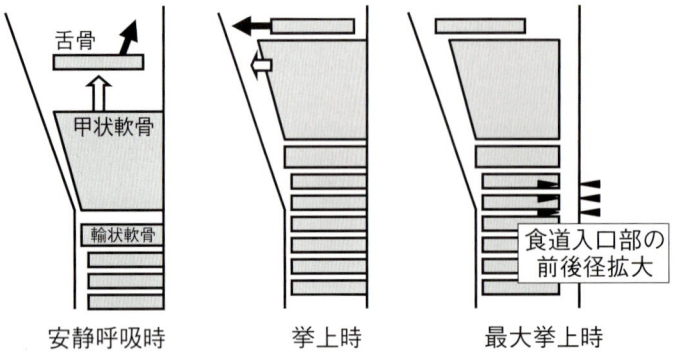

図2 食道入口部開大のメカニズム
嚥下にともなう，舌骨の移動方向（黒矢印）および甲状軟骨の移動方向（白矢印）を示した．舌骨は，いったん後上方に挙上した後，急速に前方に移動する．甲状軟骨は嚥下の開始とともに挙上し，その後，前方へ移動する．舌骨と甲状軟骨の前方移動によって食道入口部の前後径が拡大する．

Kahrilas PJ et al: Volitional augmentation of upper esophageal sphincter opening during swallowing. Am J Physiol, 260: G450-456, 1991.

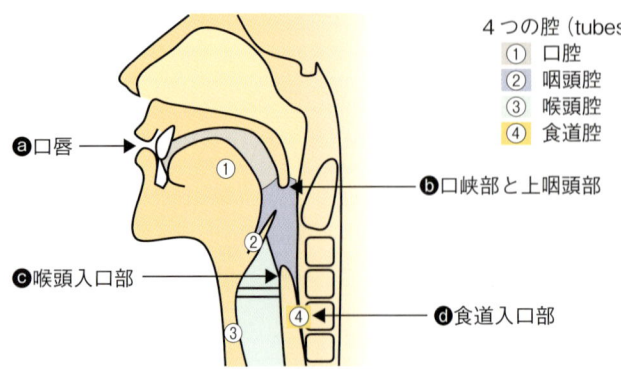

図3　4つの腔（tubes）と4つの弁（valves）
4つの腔は，①口腔　②咽頭腔　③喉頭腔　④食道腔．
4つの弁は，ⓐ口唇　ⓑ口峡部と上咽頭部　ⓒ喉頭入口部　ⓓ食道入口部である．

Logemann JA: Evaluation and treatment of swallowing disorders (2nd ed.) pp13-185 Austin, TX PRO-ED, 1998.

NOTE ● 呼吸路と嚥下路

呼吸路から嚥下路への変化―"腔（tubes）"と"弁（valves）"で理解する．
　嚥下のメカニズムは，主としてX線学的手法を用いて解明されてきた．Logemann & Kahrilas が提唱した biomechanical event は，呼吸路から嚥下路への変化を示した嚥下モデルで，4つの腔（tubes）と4つの弁（valves）で説明している（図3）．

動画 2-5 呼吸路から嚥下路への変化

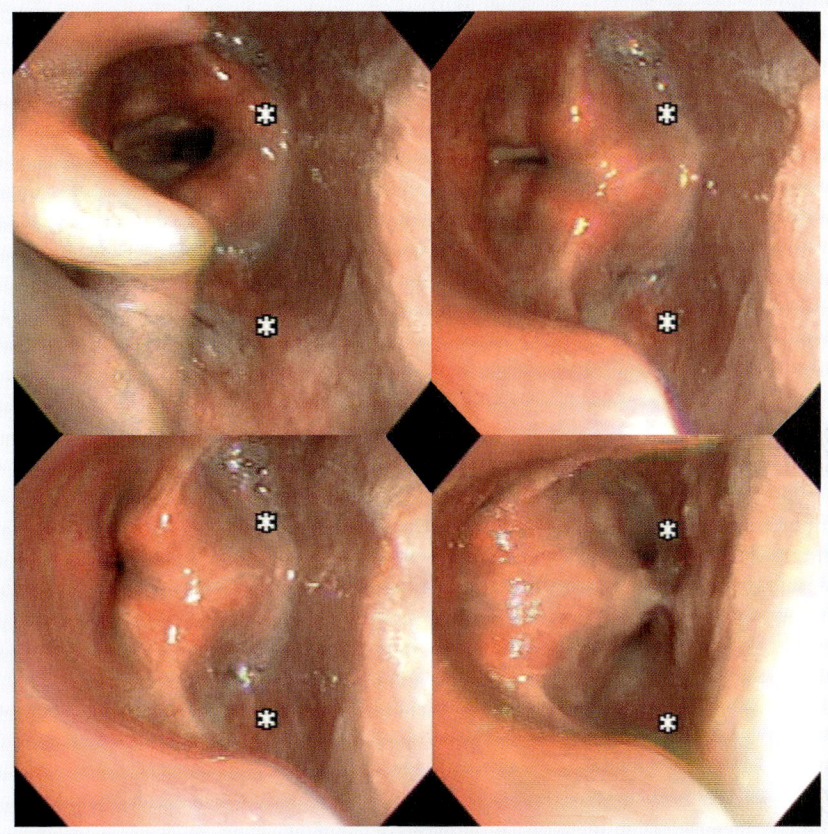

動画では，喉頭挙上不全と咽頭収縮不全を呈した症例に，軽い息止め嚥下を指示した際の嚥下内視鏡像を収録している．喉頭挙上にともなって喉頭が閉鎖し，食道入口部が開大していく状況が観察できる

 ポイント
喉頭挙上にともなって呼吸器が嚥下路に変化していく．

6 食塊の移送

◎ 舌および舌根運動が，食塊の搬送を担う原動力となる．
◎ 咽頭収縮は，食塊の後端を押し込むように頭側から尾側に順次伝播し，嚥下圧が生じる．嚥下圧は咽頭クリアランス能に関係する．

> **ポイント**
> 内視鏡検査では，ホワイトアウトのため咽頭から食道への食塊移送をみることができない．
> ① 嚥下前（ホワイトアウト前）の咽頭側壁の収縮や舌根運動
> ② 嚥下後（ホワイトアウト後）の咽頭残留の状況
> から，食塊移送の状況を推測する．

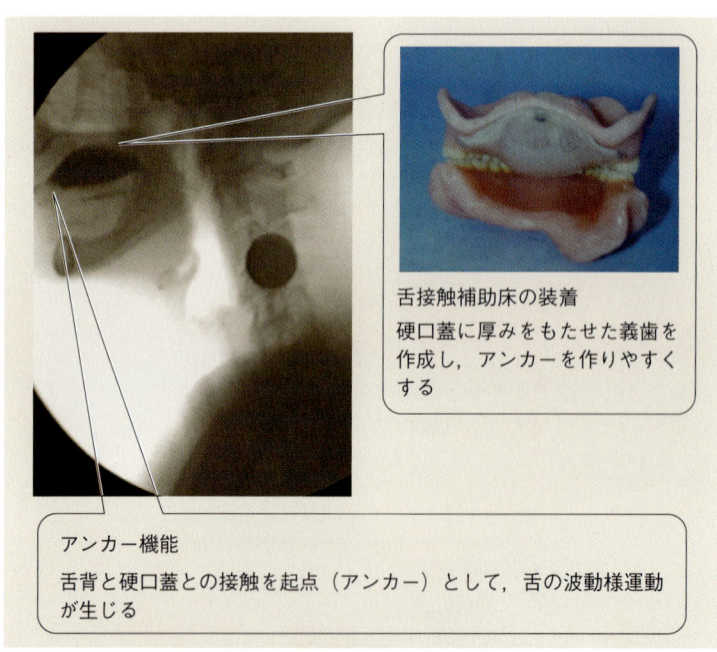

舌接触補助床の装着
硬口蓋に厚みをもたせた義歯を作成し，アンカーを作りやすくする

アンカー機能
舌背と硬口蓋との接触を起点（アンカー）として，舌の波動様運動が生じる

図4 アンカー強調嚥下法と舌接触補助床の装着

NOTE ● 舌による食塊の移送

舌先端部と硬口蓋の接触部を起点（以下，アンカー）として，舌が蠕動様運動をしながら舌背と硬口蓋とが順次接触し，食塊が咽頭腔に向けて移動する（図4）．アンカーが形成されないと舌の蠕動様運動が円滑に生じず，うまく飲み込むことができなくなる．また，アンカー機能の強弱は嚥下圧の生成に関与する舌根後方運動の強弱にも影響する．

大前由紀雄，他：舌前半部によるアンカー機能の嚥下機能に及ぼす影響．耳鼻と臨床，44：301-304，1998．

7 嚥下反射の惹起（咽頭期の開始）のタイミング

- ◎ 着色水の命令嚥下では，着色水の流入をほとんどみることなくホワイトアウトになる．
- ◎ 咀嚼を伴う嚥下では，食塊の一部が咽頭に流入し，その後，ホワイトアウトになることがある．

> ポイント
> 食塊の形態によって，食塊移送のパターンと嚥下反射の惹起のタイミングが異なる（**図 5**）．
> 嚥下反射の惹起遅延は，着色水の命令嚥下で判断する．咀嚼を伴う検査食の嚥下では，食塊の咽頭への流入が正常でもみられるが，少なくとも披裂喉頭蓋ヒダを超えて喉頭腔に流入すれば嚥下反射の惹起遅延と判断できる．

 ### 動画 2-6 嚥下反射の惹起のタイミング

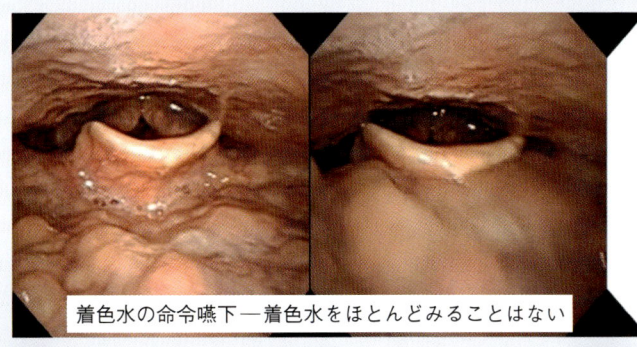

着色水の命令嚥下―着色水をほとんどみることはない　ホワイトアウト

ブレンダー食の咀嚼嚥下―検査食が咽頭に流入する

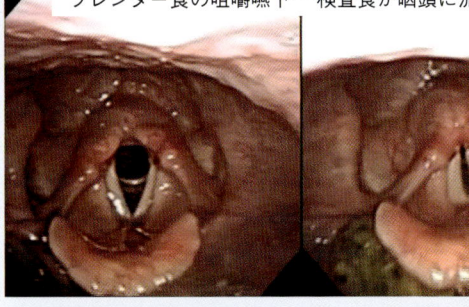

ホワイトアウト

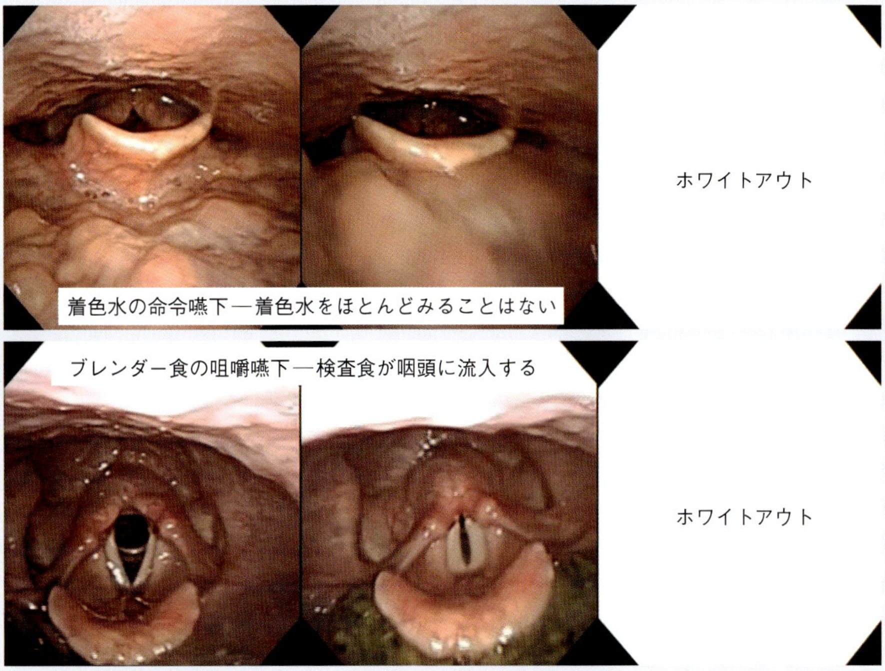

上段：着色水の命令嚥下では，着色水が舌根を超えて流入すると嚥下反射がすみやかに生じる．このため，着色水の流入をほとんどみることなくホワイトアウトとなる．
下段：ブレンダー食の咀嚼嚥下では，咀嚼中の舌運動によって食塊の一部が舌根を超えて喉頭蓋谷に流入し，その後，ホワイトアウトとなる．

液体の命令嚥下： Command swallow	咀嚼を伴う自由嚥下： Non-command swallow
液体を口腔内に貯めておくように指示し，その後，一気に飲み込むように命令した嚥下	咀嚼して自分のペースで飲むように指示した嚥下
通常の嚥下機能検査で観察する嚥下モデル ・液体造影剤を用いた嚥下造影検査 ・着色水を用いた嚥下内視鏡検査 ・水飲み検査　など	より日常的な摂食を想定した嚥下モデル ・模擬検査食を用いた嚥下造影検査 ・テストフードを用いた嚥下内視鏡検査 ・食物テスト　など

図5　検査食の形態と嚥下モデル

NOTE ● プロセスモデル

咀嚼を伴う嚥下では，舌運動によって食塊の一部が喉頭蓋谷から梨状陥凹にまで流入し，その後，嚥下反射が惹起する．Palmerらは，こうした咀嚼時の舌運動による口腔から咽頭への食塊移送をstage II transportと呼び，この嚥下パターンをプロセスモデルとして提唱している．

Palmer JB et al: Coordination of mastication and swallowing. Dysphagia, 7: 187-200, 1992.

NOTE ● トリガー

喉頭蓋谷から梨状陥凹にいたる咽頭腔は，食塊を保持する貯留空間としての役割を果たしている．咀嚼嚥下において，何が嚥下反射を惹起するトリガーになるかは明らかでない．
　①咽頭に移送された食塊量やその停留時間，②食塊の到達部位，などが指摘されている．

Pouderoux et al: Pharyngeal swallowing elicited by fluid infusion: role of volition and vallecular containment. Am J Physiol, 270: G347-354, 1996.

Column ●耳鼻科医が VE を行うことを期待されている理由

嚥下機能評価には嚥下造影検査（VF）が確実でわかりやすいが，手軽には行えない．改訂水飲みテストや頸部聴診法などは不確実である．そこで，耳鼻科医に VE を行うことが求められている．耳鼻咽喉科医は喉頭内視鏡を連日常用しているので，嚥下機能の評価法を少し勉強すれば，容易に嚥下内視鏡検査ができるようになる．

Column ●咀嚼を伴う自由嚥下のモデル（プロセスモデル）

正常嚥下では，食塊の流入に対して適切なタイミングで十分な咽頭期の嚥下運動が惹起する．液体嚥下を想定した嚥下モデルでは，咽頭への食塊移送が開始すると速やかに咽頭期の嚥下反射が惹起し，咽頭流入は嚥下反射の惹起遅延と判断できる．一方，咀嚼を伴う自然嚥下では，食塊の一部が喉頭蓋谷から梨状陥凹にまで流入してから嚥下反射が惹起する場合もある．Palmer らは，この自然嚥下における咽頭への食塊流入を process model（プロセスモデル）と呼び，正常な嚥下モデルの一つとして提唱している．

1．プロセスモデルからみた嚥下反射の惹起

嚥下反射が惹起する前に食塊の一部が咽頭腔へ流入することは必ずしも病的でない．プロセスモデルでは，披裂喉頭蓋ヒダを超えて食塊が侵入した場合に嚥下反射の惹起遅延と判断する．したがって，プロセスモデルでは，咽頭に流入した食塊を貯留しておく空間が必要となる．喉頭蓋谷や梨状陥凹は，この貯留空間として重要な役割を演じている．

2．プロセスモデルからみた喉頭閉鎖

嚥下時の喉頭閉鎖は，喉頭と咽頭との分離という観点から解明されてきた．一方，披裂部の内転や前上方への挙上は，梨状陥凹の空間を広くし食塊の貯留空間を提供することにつながる．こうした喉頭閉鎖に伴う咽頭腔の変化は，プロセスモデルにとって有利な状況となる．

3．プロセスモデルによる治療戦略

嚥下反射の惹起遅延に対しては，食塊の咽頭流入に対して速やかに嚥下反射の惹起する状況を目指すのが理想とされてきた．一方，咽頭流入を正常な嚥下モデルとしたプロセスモデルでは，咽頭における食塊の貯留空間を広くし，嚥下反射の惹起しやすい状況を整えることが重要となる．喉頭蓋谷の貯留空間を利用した頸部前屈位や披裂部の内転を促す息止め嚥下は，プロセスモデルからみて有用なアプローチ法と言える．

内視鏡下嚥下機能検査(VE)の基礎

第3章

内視鏡を用いた嚥下機能検査は，Langmore（1988）が，Fiberscopic Endoscopic Evaluation of Swallowing（FEES）として紹介して以来，本邦でも内視鏡下嚥下機能検査，嚥下内視鏡検査，VE：videoendoscopic swallowing examination という名称で普及している．

1 内視鏡下嚥下機能検査の位置づけと有用性

❶位置づけ

◎ 日本耳鼻咽喉科学会監修の嚥下障害診療ガイドラインでは，一般外来で実施するファーストラインの嚥下機能検査と位置づけている **(図1)**．
◎ 内視鏡下嚥下機能検査は，簡便性と機動性に優れ繰り返し実施できる．
◎ 耳鼻咽喉科医にとってむずかしい検査ではない．
◎ 嚥下造影検査（VF）に匹敵する情報が得られる．

- 嚥下内視鏡検査では，咽喉頭腔の器質的・機能的異常を観察する．また，咽喉頭腔の感覚低下の有無にも留意する．
- 検査食を用いた嚥下状態の観察では，早期咽頭流入，嚥下反射惹起のタイミング，咽頭残留，喉頭流入・誤嚥に留意する．
- 嚥下内視鏡検査は，嚥下状態の診断や治療的介入に関して嚥下造影検査に匹敵する方法である．
- 嚥下内視鏡検査は，嚥下障害の診断や治療的介入において推奨されるが，必要に応じて嚥下造影検査を実施するのが望ましい．

図1　嚥下内視鏡検査（内視鏡下嚥下機能検査）の位置づけ
日本耳鼻咽喉科学会 編集：嚥下診療ガイドライン―外来における対応．金原出版，2008．

❷有用性
◎どこでも繰り返し実施できる簡便性と機動性.
◎実際の食物を使用した検査.
◎嚥下状態を評価.
◎治療への応用.

内視鏡下嚥下機能検査は,
　①CCDカメラや電子スコープ（電スコ）が開発され，内視鏡像をモニター画面で観察することが一般的になった.
　②録画システムが飛躍的に進歩し，画像を録画し再生することが容易になった.
　③嚥下障害に対する関心が高まり，客観性のある簡便な検査が求められた.
こうした技術革新と社会的ニーズとを背景に急速に普及してきた（図2）.

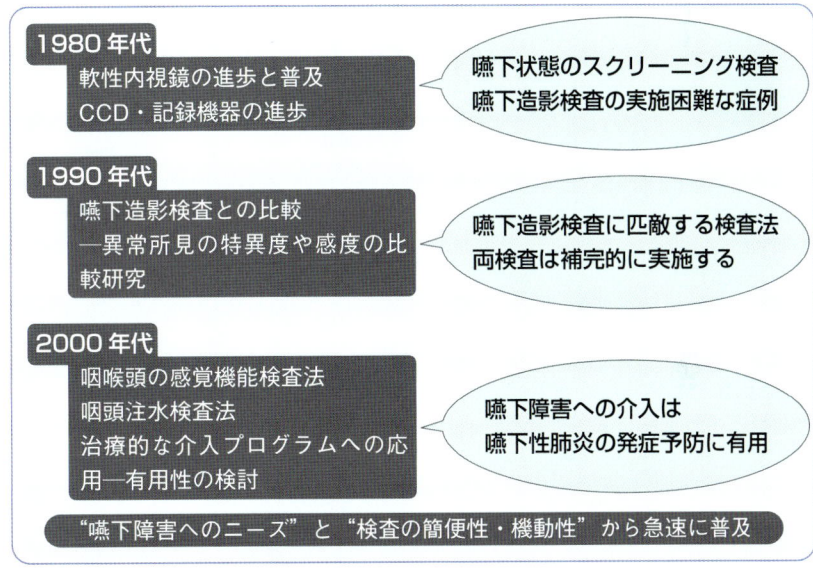

図2　内視鏡下嚥下機能検査の推移

2 喉頭内視鏡検査との相違

- ◎ 通常の喉頭内視鏡検査との違いは，
    - ① 内視鏡の挿入にあたって咽喉頭腔の麻酔を実施しない，
    - ② 検査食を用いて嚥下状態を観察する，

  ことがあげられる．
- ◎ 検査食を用いた嚥下内視鏡検査では，
    - ① 嚥下運動の出力状況，② 嚥下反射の惹起の状況，③ 検査食の残留，
    - ④ 気道防御能力，

  に留意して観察する．
- ◎ 誤嚥のリスクに備え，吸引の準備は必須である．

> **ポイント**
>
> 内視鏡下嚥下機能検査は，呼吸路と嚥下路の状況をみることで，嚥下障害のスクリーニングや病態診断，治療法の選択や治療効果の確認など，あらゆる局面で利用できる（**図3**）．さらに，咽頭や喉頭感覚の検査やバイオフィードバック訓練など新たな臨床応用の可能性も期待されている．

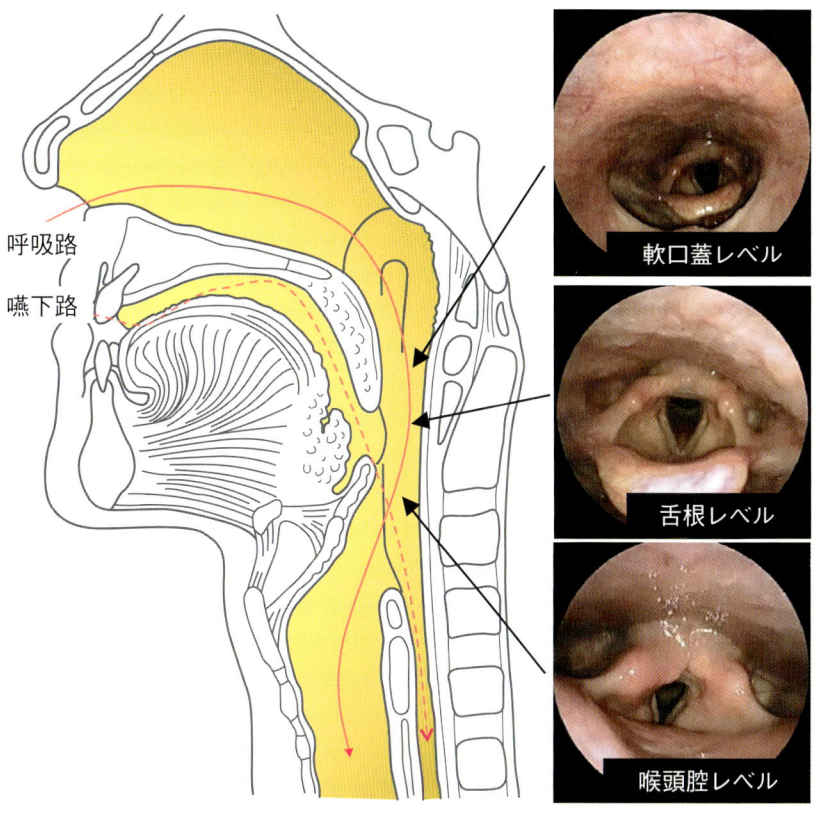

図3 内視鏡下嚥下機能検査での観察視野
呼吸路（実線）と嚥下路（破線）．内視鏡の位置によって視野が異なる．

内視鏡下嚥下機能検査の実際

第4章

I 検査の準備

ひと口メモ
着色水には，粘膜の色彩と区別しやすい青色や緑色が適する．ピオクタニン液を希釈して準備するのが簡便である．薄いと流入状況や残留が確認しにくく，濃すぎるとレンズが汚れ嚥下状態が確認できない（図1）．

- ◎ 必要機器は喉頭内視鏡検査（ファイバースコープまたは電子内視鏡）に準ずる．必要器材を持ち運べばベッドサイドや在宅でも実施できる．画像や音声を記録することで所見の把握や説明にも役立つ．
- ◎ 内視鏡は，外来で使用する内視鏡を用いる．吸引・生検チャンネルを有する処置用の内視鏡を用いれば，下咽頭に貯留した唾液の吸引や誤嚥した食塊の吸引が可能となり，リスク管理の安全性が高まる．
- ◎ 検査食には，着色水を準備する．市販のコーヒーゼリーやプリンを準備することで検査の幅が広がる．市販の嚥下訓練食（ミニサイズの食品）も便利である．
- ◎ 実際には，どんな形態の食物でも検査食として使用できるが，識別しやすくレンズ汚染の少ない検査食が望まれる．
- ◎ 誤嚥のリスクに備え吸引の準備は必須である．

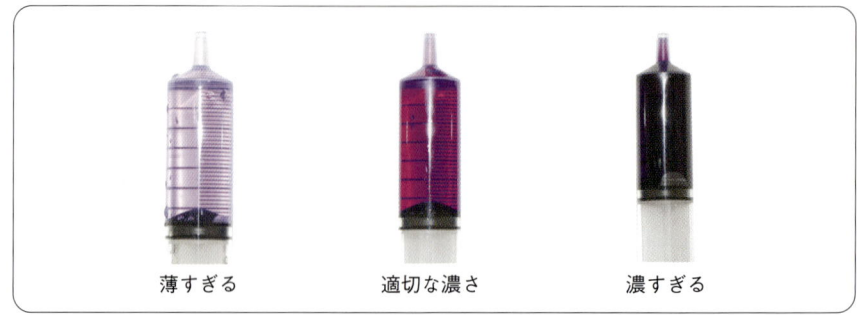

図1 着色水（ピオクタニン水）の準備
綿棒にピオクタニンをつけ，20 mlほどの水で希釈しながら，適切な濃さに調整している．着色水に氷をいれて冷却水にすることもある．

II　検査を始める際の注意事項

◎座位での検査を原則とする．ベッド上でも実施できるが，半坐位など上体を起こして検査する．
◎意識が覚醒している．JCS（Japan Coma Scale）で一桁台であることが望ましい．
◎検査への協力性や指示の理解度を確認する．
◎検査食を嚥下する際には，嚥下性肺炎が制御された状態で，呼吸状態が安定していることを確認する．

ひとロメモ
意識レベルや精神状態は，日時によって変化することもある．検査時の状況が"良いか悪いか"を，普段から接する機会の多い担当者にきくことが参考になる．

ポイント
被験者の骨盤を安定させ，体幹や頸部に緊張のかからない姿勢の保持を重視する．無理な姿勢で検査をしても，正しい情報を得ることができない．

 NOTE ● JCS

JCS（Japan Coma Scale）とは，日本で主に使用される意識障害の深度（意識レベル）分類である．Ⅰ．覚醒している，Ⅱ．刺激に応じて一時的に覚醒する，Ⅲ．刺激しても覚醒しない，の3レベルに大別される．一桁台とはⅠの覚醒している，に相当する．このレベルはさらに次の 0．意識清明，Ⅰ-1．見当識は保たれているが意識清明ではない，Ⅰ-2．見当識障害がある，Ⅰ-3．自分の名前・生年月日が言えない，の4段階に分けられる．

Ⅲ 検査の手順

> **ひとロメモ**
> 検査中は内視鏡画面に集中しがちになるが、つねに被験者の呼吸状態や身体状況の変化、咳の状況などに目を配り、誤嚥の可能性に配慮する。

◎ 検査手順は、喉頭内視鏡検査に準じる。挿入時内視鏡が鼻の外で屈曲しないように保つ。

◎ 内視鏡挿入時の麻酔は必要としないが、鼻腔通過時に不快感を訴える場合には鼻腔を軽く表面麻酔する。この場合咽頭に麻酔液が流入しないように注意する。

◎ 検査食を用いない段階（ステップ1）と検査食を用いた段階（ステップ2）の2段階で検査を進める。

◎ 器質的な病変の確認や検査食を用いた検査を実施する前には、分泌物や残留物を吸引するのが望ましい。

1 検査目的に応じて内視鏡先端の位置を決める

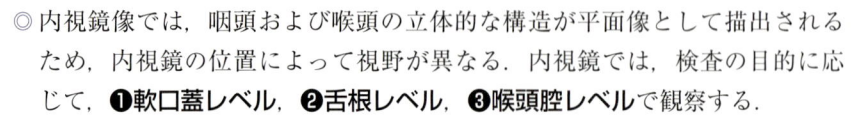

◎ 内視鏡像では、咽頭および喉頭の立体的な構造が平面像として描出されるため、内視鏡の位置によって視野が異なる。内視鏡では、検査の目的に応じて、❶軟口蓋レベル、❷舌根レベル、❸喉頭腔レベルで観察する。

◎ 嚥下の全体像を観察するには、舌根レベルでの観察が最も適している。

❶軟口蓋レベルでの観察

◎ 内視鏡の先端が上咽頭に達した時点で中咽頭方向を観察する。この視野では軟口蓋と咽頭・喉頭の全貌を観察しやすい。発声や嚥下にともなう軟口蓋の挙上を観察するのに適しているが、軟口蓋の挙上によって嚥下の早い段階でホワイトアウトになる。

> **ひとロメモ**
> 軟口蓋の挙上障害があると、鼻咽腔閉鎖が不十分となり食塊が逆流してくるのが観察される。また、片側の軟口蓋麻痺では左右非対称な挙上となる。

❷舌根レベルでの観察

◎ 内視鏡の先端を中咽頭に進め、舌根 喉頭蓋、喉頭腔、左右梨状陥凹が視野に入る位置に固定する。この位置は、lateral food channel（側方経路）と喉頭腔とが明視下となり、内視鏡下嚥下機能検査で最も診断的価値が高い。

◎ この位置では、lateral food channel（側方経路）に注目して嚥下状態を観察する。
 (1) 嚥下前（ホワイトアウト前）：食塊の流入部位とホワイトアウトになるタイミングとの関係や、喉頭流入の有無を観察する。
 (2) 嚥下後（ホワイトアウト後）：咽頭や喉頭への食塊の残留や咳反射の有無を観察する。

❸喉頭腔レベルでの観察

◎ 喉頭蓋を超えてさらに内視鏡の先端を喉頭腔に近づける。この位置は、喉頭腔や気管内の状況、声帯の閉鎖能力などを確認するのに適している。

◎ 内視鏡の先端を喉頭蓋や披裂部に接触させて、反射的な披裂部の内転や咳・嚥下反射をみることで、感覚機能を評価することもできる。

動画 4-1 内視鏡の位置による相違

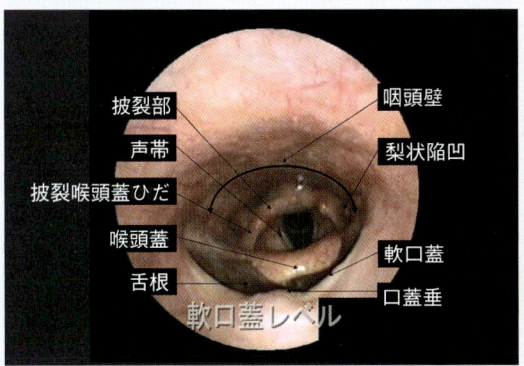

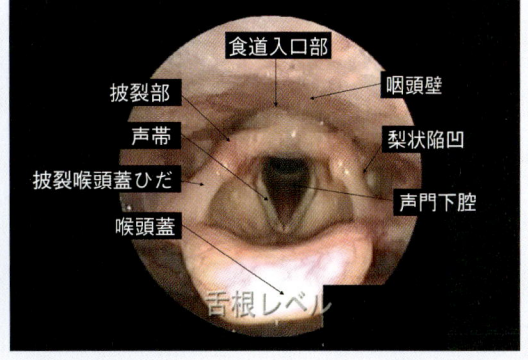

軟口蓋レベル
鼻咽腔閉鎖の状況を確認できるが，嚥下の過程で早い時期にホワイトアウトとなる．

舌根レベル
最も診断的価値の高い観察位置．側方経路（lateral food channel）と喉頭との関連に注目して嚥下状態を観察する．

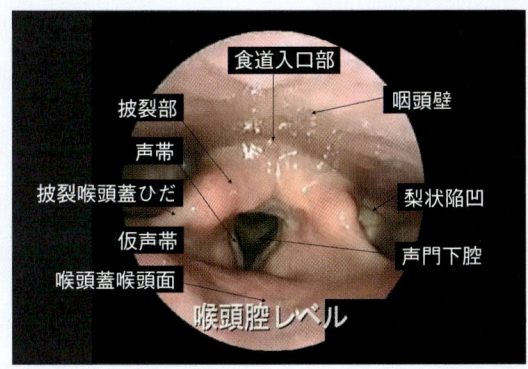

喉頭腔レベル
声帯レベルの観察や，感覚機能を評価する際に選択される位置．披裂部・披裂喉頭蓋ヒダ・喉頭蓋を介して，咽頭と喉頭が区別されている．

> ポイント
> 内視鏡下嚥下機能検査は，原則的に無麻酔で実施する．このため，喉頭腔に内視鏡の先端を近づけられること自体が喉頭感覚の低下を反映している．

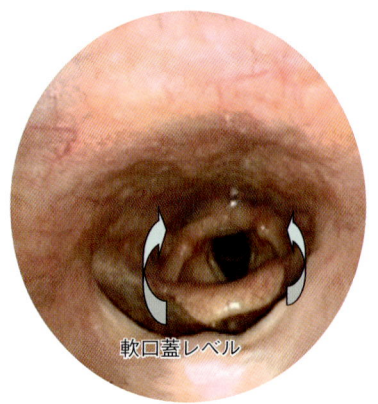 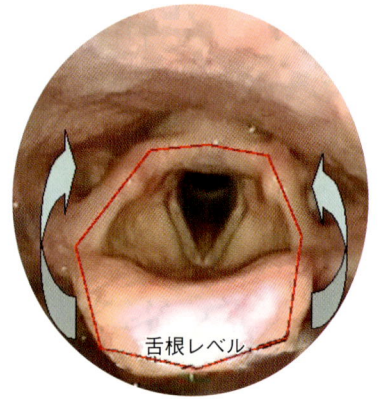

軟口蓋レベル / 舌根レベル

咽頭に侵入することなく食道に流入する

図2　食塊の流入経路― lateral food channel（側方経路）
食塊は，lateral food channel：側方経路（矢印）を通って，中咽頭から下咽頭に侵入する．

📖 NOTE ● 食塊の流入経路 lateral food channel：側方経路（図2）

lateral food channel（側方経路）は，喉頭蓋と披裂喉頭蓋ひだを境界として咽頭と喉頭とを分離している立体的な食塊の流入通路である．食塊の多くはこの経路を通じて，喉頭蓋谷から梨状陥凹に流入していく．lateral food channel（側方経路）は，食塊の流入状況や嚥下反射惹起のタイミングの判断，嚥下後の咽頭残留の確認などを評価するうえで，内視鏡下嚥下機能検査で最も重要な観察ポイントの一つである．

Ohmae Y, Logemann JA, Kaiser P et al：Timing of glottic closure during normal swallow. Head and Neck, 17：394-402, 1995.

2　検査手順

◎検査食を用いない段階（**ステップ1**）と検査食を用いた段階（**ステップ2**）で実施する．
◎安全性への配慮：
・空嚥下や1 m*l* 嚥下で誤嚥のリスクを予想する．
・病態と誤嚥のリスクに応じて，検査食を選択する．
・1回嚥下量を徐々に増量していく（3 m*l* → 5 m*l*）．
◎再現性の確認：それぞれの条件で繰り返し観察する．
◎代償的な方法や嚥下手技の効果を確認する：嚥下状況に何らかの問題がある場合は，その異常を軽減できる可能性を試みる．

> 🍀 **ひと口メモ**
> 液体は，"飲みやすいが誤嚥しやすい"食形態である．

📖 NOTE ● 検査食の選択

検査では，嚥下状態から病態やその程度を推測し，それに応じて食形態や一回嚥下量を設定して検査食を選定する．また病態に応じた姿勢，嚥下法を指示し効果を調べ，嚥下状況を評価する．選定した検査食で嚥下に問題がなければ，嚥下量を増やして検査する．嚥下反射惹起のタイミングが遅れている場合は，液体にトロミをつけて粘性を増すことで誤嚥のリスクを軽減できる．一方，咽頭残留が多い場合には，むしろ液体の方が少ない嚥下圧で処理しやすいことも多い．

動画 4-2-1 検査の手順（ステップ1）

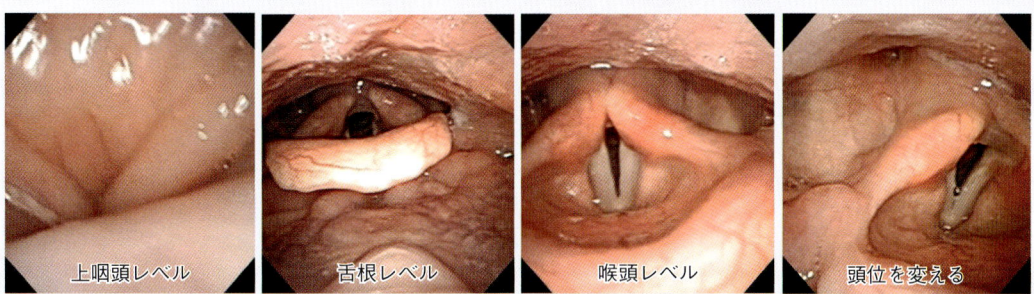

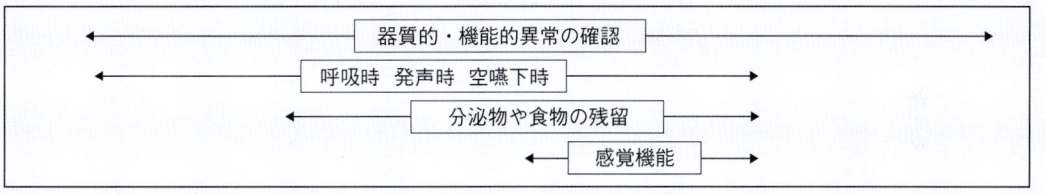

それぞれのレベルで確認や観察を行う項目を上に示した.

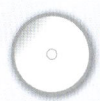 ## 動画 4-2-2 検査の手順（ステップ2）

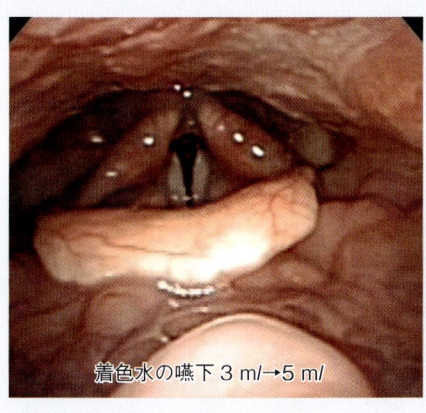

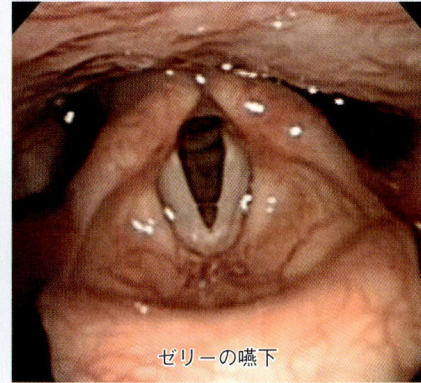

検査食は，着色水から始めるのがよい．
　①液体は誤嚥しやすいが残留しにくい．
　②誤嚥しても，吸引（喀出）しやすく，気道閉塞のリスクが低い．
　　・通常 3 ml ほどの着色水から始める．
　　・誤嚥や咽頭残留が予測される時は少量（1 ml 程度）を用いる．
　　・少量の着色水で誤嚥や咽頭残留があるからといって検査を中止するのは適切でない．代償的な手法を試みる．
　③嚥下反射惹起の遅延があれば粘性を増す（増粘剤の添加）か，ゼリーなどを用いる．

3 検査の工夫

❶空嚥下や少量（1 mℓ）の着色水の嚥下
◎ 最初に空嚥下（または少量の着色水）を観察すれば，おおよその嚥下状況が推測でき検査の手順を組み立てる参考となる．
◎ 空嚥下を指示することで被験者の理解力などを確認できる．
◎ 少ない誤嚥のリスクで嚥下運動の出力状況を推測できる．
◎ ホワイトアウトの状況や咽頭残留から誤嚥のリスクを予想し，使用する検査食や検査手順を組み立てるのに役立つ．

❷処置用内視鏡の選択
◎ 吸引や生検チャンネルのある処置用の内視鏡を用いれば，下咽頭に貯留した唾液の吸引や誤嚥した食塊の吸引が可能となり，リスク管理の安全性が高まる．
◎ 吸引チャンネルがあれば，分泌物の吸引や誤嚥した際の吸引にも即座に対処できる．
◎ 咽頭注水法や感覚機能の評価など検査の応用範囲が広がる．

❸モニターを供覧する
◎ 本人や家族が嚥下状況を視覚的に確認できる．
◎ モニターをみながら，リスクの少ない嚥下法をリアルタイムに確認できる．
◎ 息止め嚥下法やMendelsohn法などの特殊な嚥下法を体得する際のバイオフィードバックトレーニングに応用できる．

ひとロメモ
経管栄養中の症例や誤嚥のリスクが高い症例では，処置用の内視鏡を用いて検査するのがリスク管理上で有用である．

動画 4-3-1 咽頭注水法とその後の対応

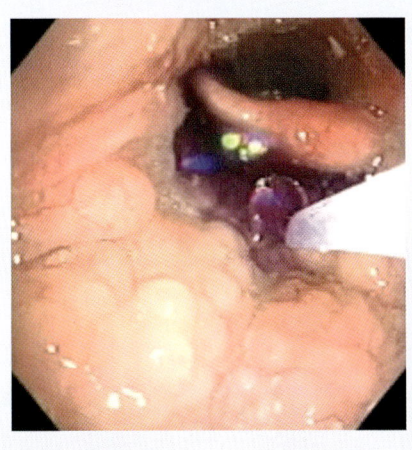

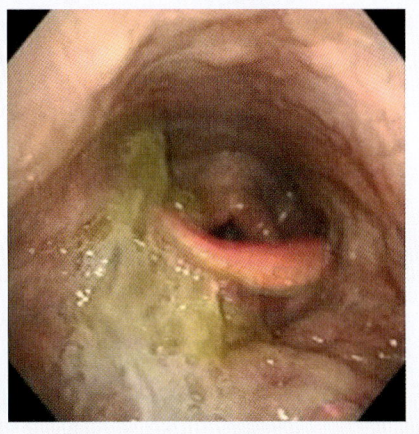

脳梗塞後遺症＋認知症（経管栄養中）の症例．咽頭注水法では，嚥下反射の惹起遅延はあるが咽頭期の出力に問題ないと判断した．この所見からゼリーを検査食として選択して検査を進めた．本例では，ブレンダー食と水分にはトロミを加えることを指示し，経口摂取を開始した．

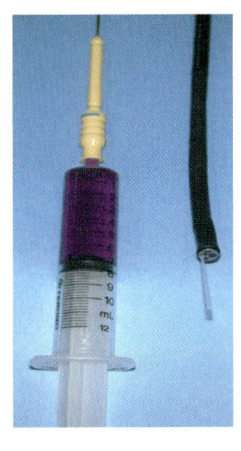

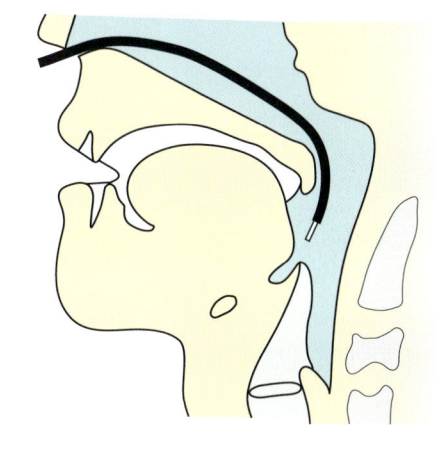

図3 内視鏡を用いた咽頭注水法
内視鏡の鉗子孔からカテーテルを挿入し，咽頭に注水する．咽頭内に流入する液体の到達部位や注入量・注入速度をコントロールできる．

📖 NOTE ● 内視鏡を用いた咽頭注水法（図3）

咽頭注水法の適応は，
(1) 口腔内に食塊を保持できない症例
(2) 口腔から咽頭への食塊移送が困難な症例
(3) 嚥下反射の惹起がきわめて遅い症例
(4) 指示の理解が不良で随意的に口腔から咽頭への食塊移送をコントロールできない症例

などがあげられ，口腔から咽頭への食塊移送にともなう誤嚥のリスクを最小限にして嚥下状態を確認できる．

大前由紀雄，他：嚥下障害に対する内視鏡下咽頭注水検査の有用性．日耳鼻会報，106：1078-1083，2003．

動画 4-3-2 息止め嚥下法の習得

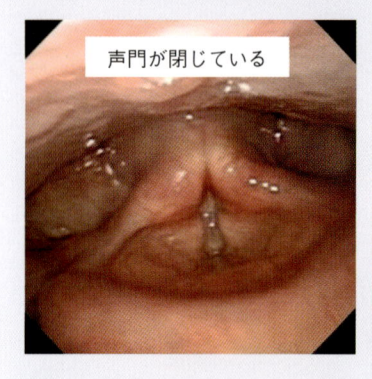

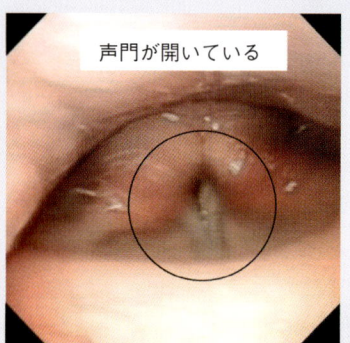

声門が閉じている	声門が開いている	ホワイトアウト

息止めの指示

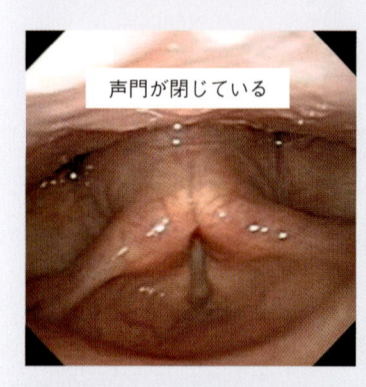

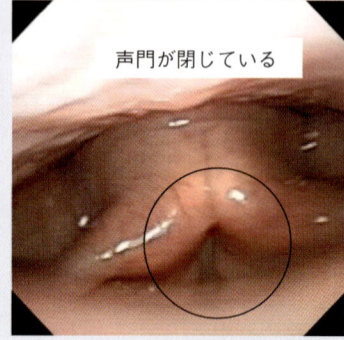

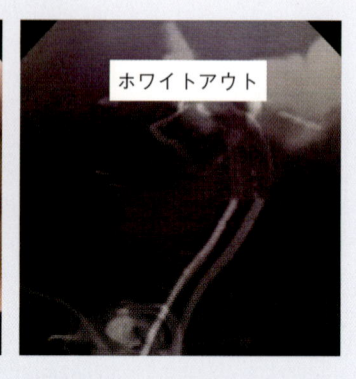

声門が閉じている	声門が閉じている	ホワイトアウト

モニターをみながら声門閉鎖を確認

上段：息止めの指示で声門が閉鎖するが，嚥下とともに再び声門が開いてホワイトアウトになる．
下段：モニターをみながら声門を閉鎖することで，声門閉鎖のままホワイトアウトになる．

Ohmae Y, et al：Effect of two breath holding maneuver on otopharyngeal swallow. Ann Oto-Rhino-Laryngology, 105：123-131, 1996.

ポイント
息止めから嚥下に移行する感覚を，患者自身がモニターで確認することで習得しやすくなる．
また，モニターをみながら咽頭残留を処理しやすい嚥下法を自ら工夫すると習得しやすくなる．

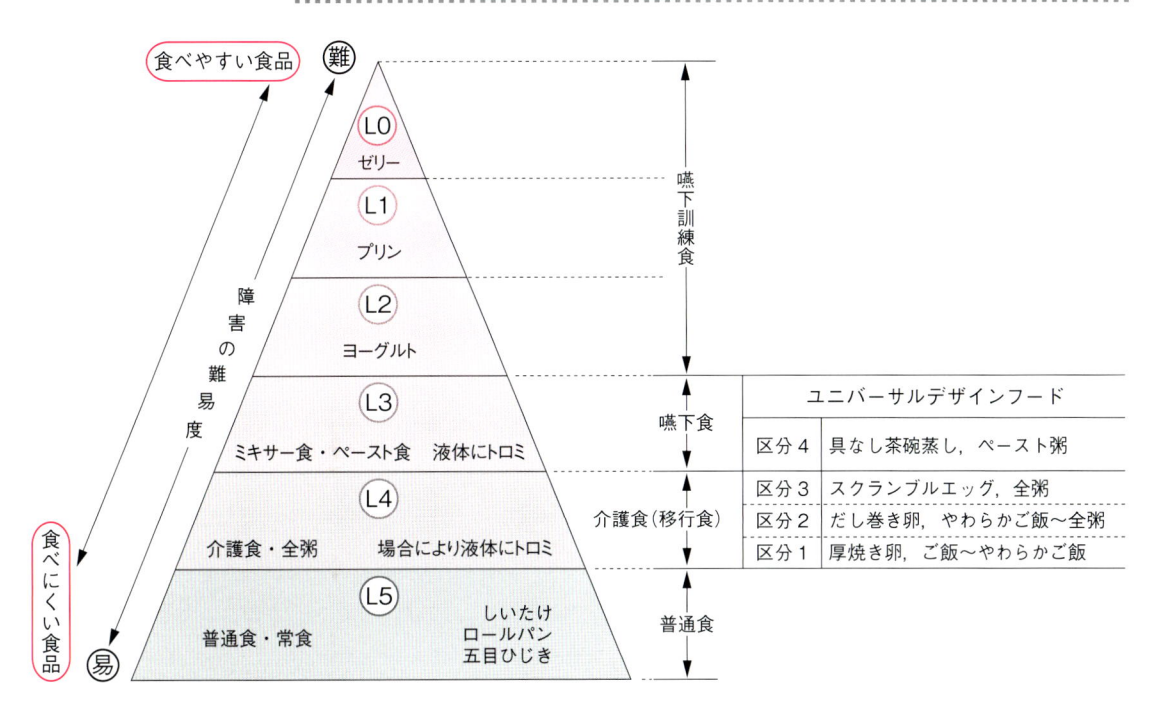

> 📖 NOTE ● 嚥下食ピラミッド（図4）
>
> 嚥下食ピラミッドは6段階から構成され，その難易度をレベル（Level）であらわしている．各レベルに応じた検査食を用いて検査することで，食形態の指導が便利である．

		ユニバーサルデザインフード	
		区分4	具なし茶碗蒸し，ペースト粥
		区分3	スクランブルエッグ，全粥
		区分2	だし巻き卵，やわらかご飯〜全粥
		区分1	厚焼き卵，ご飯〜やわらかご飯

ピラミッド構成：
- L0 ゼリー
- L1 プリン
- L2 ヨーグルト
- L3 ミキサー食・ペースト食　液体にトロミ
- L4 介護食・全粥　場合により液体にトロミ
- L5 普通食・常食　しいたけ　ロールパン　五目ひじき

区分：嚥下訓練食／嚥下食／介護食（移行食）／普通食

（食べやすい食品 ↔ 食べにくい食品　障害の難易度　難〜易）

図4　嚥下食ピラミッド

金谷節子 編著：ベッドサイドから在宅で使える嚥下食のすべて．医歯薬出版，2006，p.23-26 より改変

食事の例：
Level 0（開始食）　重力だけで咽頭をスムーズに通過
ゼラチンゼリー，エンゲリード，アイソカルクリン
Level 1（嚥下食Ⅰ）　ゼラチン寄せが中心
プリン，アイソカルゼリー，重湯ゼリー，トウフィール
Level 2（嚥下食Ⅱ）　粘性・付着性が Level 1 よりやや高い
ゼリー寄せ，かぼちゃゼリー，ヨーグルト，フォアグラ，エネリッチ，豚肉のテリーヌ，エビムース，イワシムース，白身魚のゼリー寄せ
Level 3（嚥下食Ⅲ）　ピューレ・ムース状の食品：かまなくてよい
ポテトピューレ，水ようかん，ペースト粥，パン粥，酵素粥（ソフトアップ粥・スベラカーゼ粥），そうめん寄せ，つぶしバナナ，スクランブルエッグ，具なしやわらか茶碗蒸し
Level 4（介護食：移行食）　嚥下より咀嚼を重視：全粥
バナナ，フレンチトースト，カボチャのやわらか煮，ハンバーグ，こしあん
Level 5（普通食）　不均一な食事
ひじき，五目ご飯
●**危険な食品（窒息事故を起しやすい食品）**
餅，パン，握り飯，寿司，肉片，団子，こんにゃく，里芋，りんご，パイナップル

内視鏡下嚥下機能検査の観察ポイント

第5章

◎ 内視鏡下嚥下機能検査は，2段階のステップで所見を観察する（**表1**）．
◎ 検査食を用いる検査では，安全性と再現性を確認しながらステップアップする．

表1　観察ポイント

ステップ1　検査食を用いない段階	ステップ2　検査食を用いた段階
①咽頭および喉頭の器質的疾患の有無	①嚥下前—早期咽頭流入と嚥下反射惹起
②鼻咽腔閉鎖	・食塊形成能—咽頭腔への食塊流入の有無
③咽頭および喉頭の運動	・食塊の流入と嚥下反射惹起とのタイミング
・喉頭麻痺	②嚥下中および嚥下後
・咽頭収縮筋麻痺	・咽頭残留—喉頭蓋谷・梨状陥凹への残留
・不随意運動　　など	・喉頭流入
④喉頭閉鎖能，披裂部のtiltingの状況	・誤嚥の有無
⑤唾液や食物の残留	③嚥下指導やその効果の確認
⑥咽喉頭腔の感覚異常の有無	・食形態や嚥下姿勢の検討
⑦随意的咳の有無	・代償的嚥下法の有用性を確認
	・治療的アプローチの指導とその有用性を確認

📖 **NOTE** ● 癌などに注意

下咽頭癌や頸部食道癌を見落とすことがないように注意する．咽頭残留が多い場合には，残留物をできるかぎり吸引し確認する．頸部を左右に回旋させたり，息止めを指示すると下咽頭が観察しやすくなる．

I　ステップ1：検査食を用いない状況での観察ポイント

◎ 咽頭や喉頭の通過障害の原因となる腫瘍や形態異常の有無を除外する．
◎ 不随意運動や運動異常の有無を確認する．
◎ 喉頭蓋谷や梨状陥凹への唾液や食物残留の有無を確認する．
◎ 咽喉頭腔の感覚低下の有無を評価する．

1　運動機能は左右を見比べる

◎ 空嚥下や発声を指示し鼻咽腔の閉鎖状況や声帯・咽頭壁の運動を確認する．
◎ 左右差に注目して観察する．
◎ 咽頭麻痺があると，麻痺側梨状陥凹への唾液貯留が多くなる．

動画 5-1-1　運動機能の観察―不随意運動―

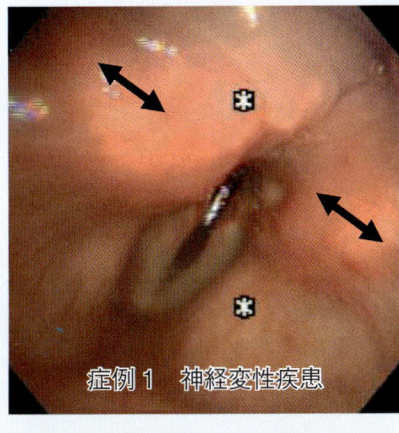

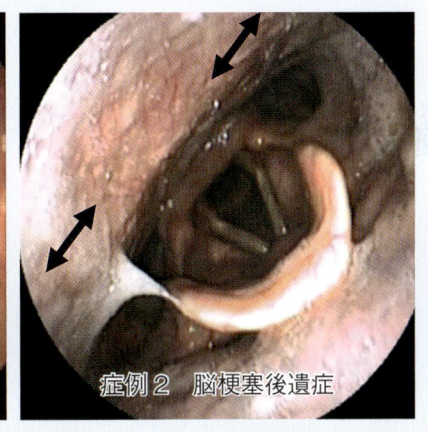

症例1　神経変性疾患 ／ 症例2　脳梗塞後遺症

神経変性疾患（症例1）と脳梗塞後遺症（症例2）でみられた不随意運動．

> **ポイント**
> 不随意運動は，さまざまな神経疾患でみられる所見の一つである．嚥下障害を訴える症例では，原因となる疾患が診断されていないこともある．不随意運動が，神経変性疾患（ALSやMSAなど）を疑うきっかけになることもある．

動画 5-1-2 運動機能の観察—鼻咽腔閉鎖不全—

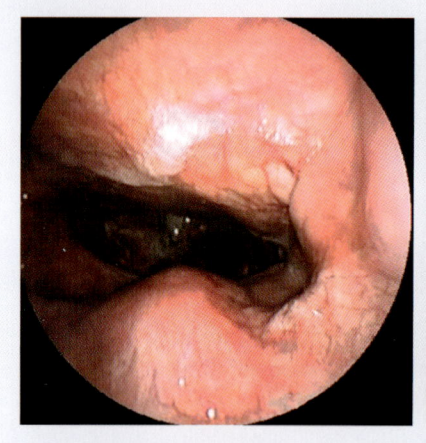

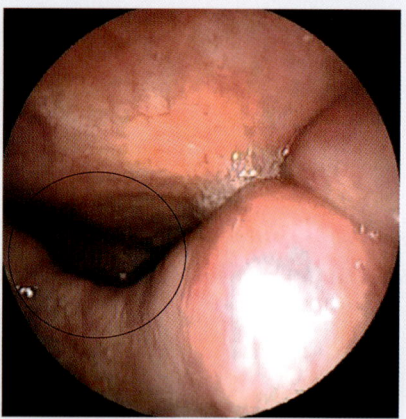

右軟口蓋麻痺のため,発声や空嚥下をしても右側の鼻咽腔が閉鎖しない(○囲み).

動画 5-1-3 左喉頭麻痺

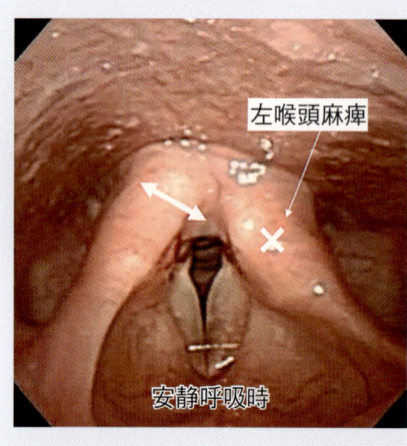

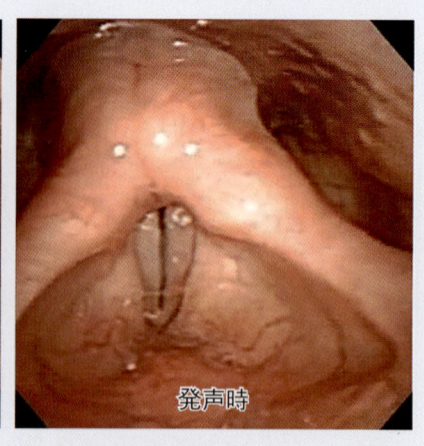

動画では,左喉頭麻痺がみられるが,左咽頭壁は収縮し咽頭残留もみられないことに注目する.

> **ポイント**
> 「エー」や「エ・エ・エ」など発声を促し,声帯運動を観察する.また,披裂部が内転した際の声門間隙の状況やそのレベル差にも留意する.

動画 5-1-4　左喉頭麻痺＋左咽頭筋麻痺

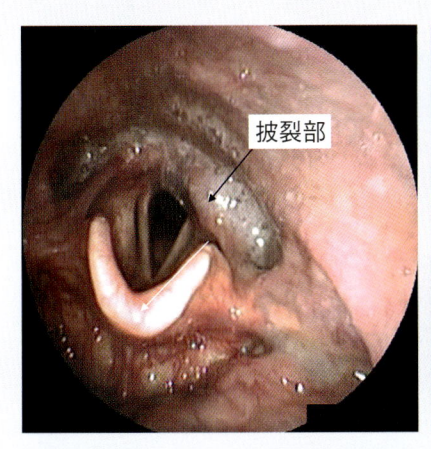

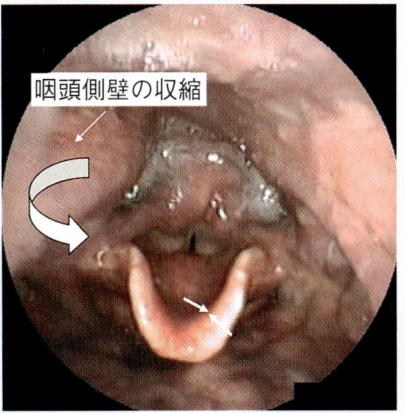

動画は，左喉頭不全麻痺と左咽頭筋麻痺を認めたワレンベルグ症候群症例の内視鏡像を収録している．左喉頭麻痺だけでなく，左咽頭側壁の収縮がみられず，麻痺側の左梨状陥凹に多くの唾液貯留を認める．

動画 5-1-5　左咽頭筋麻痺

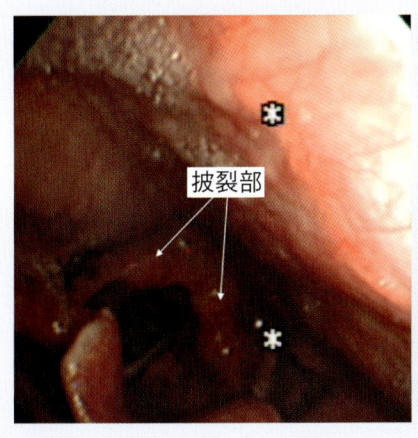

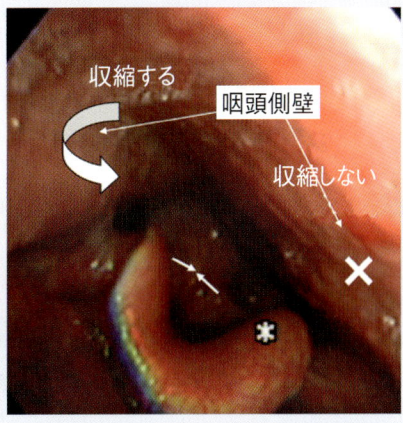

動画では，喉頭麻痺はないが左咽頭筋麻痺を認めた偽性球麻痺症例の内視鏡像を収録している．披裂部の動きだけをみていると，咽頭収縮の左右差を見逃してしまう．

> **ポイント**
> 内視鏡検査では，披裂部の内転と外転（声帯運動）に目がいきがちとなるが，咽頭側壁の動きに注目する．偽性球麻痺では，喉頭麻痺を認めないが咽頭収縮に左右差が観察される症例もある．咽頭収縮の左右差は治療上の重要な情報となる．

第5章　内視鏡下嚥下機能検査の観察ポイント

2 咽頭残留から嚥下状況を予想する

◎ 喉頭蓋谷や梨状陥凹への唾液や食物残渣の貯留の有無を観察する．咽頭残留は嚥下運動の障害や咽頭感覚の低下を反映し，誤嚥のリスクを推測する目安となる．

◎ 咽頭残留がある場合は，
　　①残留の多い部位—喉頭蓋谷，梨状陥凹，喉頭内，気管内，
　　②残留の左右差，
を確認する．

◎ 喉頭や気管内に貯留物を認める場合は，随意的な咳を促し気管内の分泌物を喀出できるかを確認する．

動画 5-2-1 咽頭残留

症例1：咽頭への残留
症例2：咽頭と喉頭への残留
症例3：喉頭クリアランスの悪化

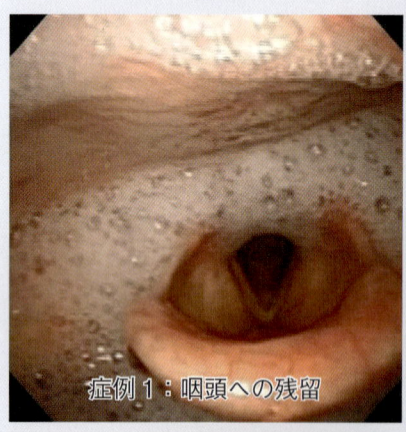

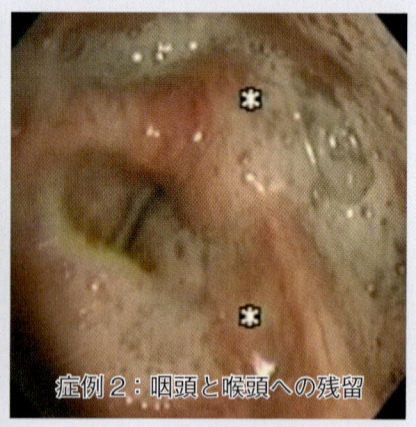

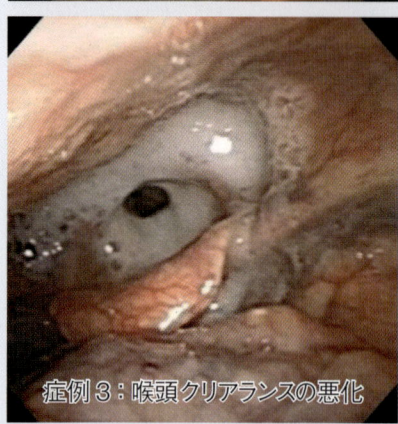

症例1：喉頭蓋谷から梨状陥凹に多くの残留がみられるが，喉頭内には分泌物が流入していない．
症例2：咽頭だけでなく，喉頭内にも残留し，常にゼロゼロした状態となっている．動画では，左咽頭麻痺がみられ，嚥下運動の出力障害が予想される．咽頭および喉頭クリアランスの障害を反映している．
症例3：喉頭内に多くの残留を認め，嚥下運動の出力障害に加えて，喉頭クリアランスの障害がある．

動画 5-2-2 咽頭残留から病態を予想する

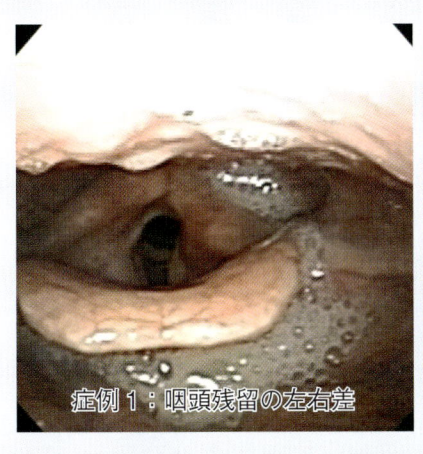

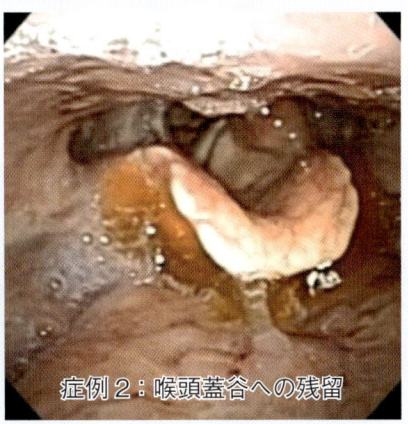

症例1：咽頭残留の左右差
症例2：喉頭蓋谷への残留

症例1：咽頭残留の左右差から，咽頭収縮や喉頭挙上の左右差に気づくこともある．
症例2：喉頭蓋谷への残留は，喉頭蓋の反転が不十分な場合に生じやすく，喉頭挙上障害や舌根運動障害が疑われる．下咽頭への残留は，食道入口部の開大障害や嚥下圧の低下が疑われる．

> **NOTE ● 咽頭残留（咽頭クリアランス）と喉頭残留（喉頭クリアランス）**
>
> 分泌物や残留物の貯留は，誤嚥のリスクとなる．この際，"残留が咽頭内に留まっているか，喉頭内にもあるか"で，予想される病態や実施すべき対応策が異なる．
> 咽頭内への残留（咽頭クリアランスの悪化）は，嚥下運動の出力障害や感覚機能の障害を反映する．一方，喉頭内への残留（喉頭クリアランスの悪化）は，喀出力低下や気道防御機構の障害を反映する．喉頭クリアランスの障害が予想される場合には，喀出力の改善を目指すプログラムを組み入れる（図1）．

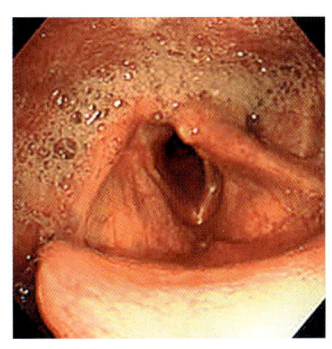

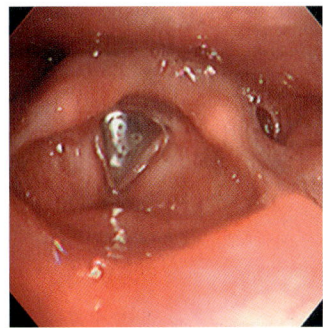

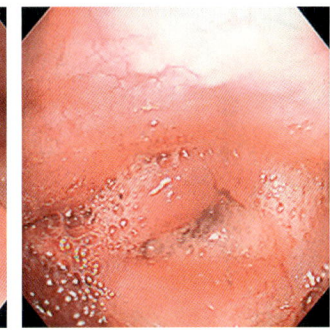

咽頭クリアランスの悪化　　喉頭クリアランスの悪化　　咽頭＋喉頭クリアランスの悪化

図1　咽頭残留（咽頭クリアランス）と喉頭残留（喉頭クリアランス）
　　　貯留物が咽頭内にあるか喉頭内にあるかを確認する．

3 息止めを指示して喉頭閉鎖能をみる

> **ひと口メモ**
> 息止めを指示することで，嚥下時の喉頭閉鎖の一部のプロセスを観察できる．発声時と嚥下時の喉頭閉鎖のしくみは異なる．嚥下時には，内転した披裂部が喉頭挙上にともなって喉頭蓋と接触し，喉頭前庭が閉鎖していく．

◎ 喉頭閉鎖の観察には，発声や息止めを指示する．
◎ 軽い息止めを指示すると声帯レベルの閉鎖能力が確認できる．さらにバルサルバ法（強い息止め）を指示すると仮声帯の閉鎖，披裂部の前方への移動による喉頭蓋喉頭面との接近（披裂部のtilting）が息止めの程度によって観察される．

動画 5-3 息止めでみる喉頭閉鎖

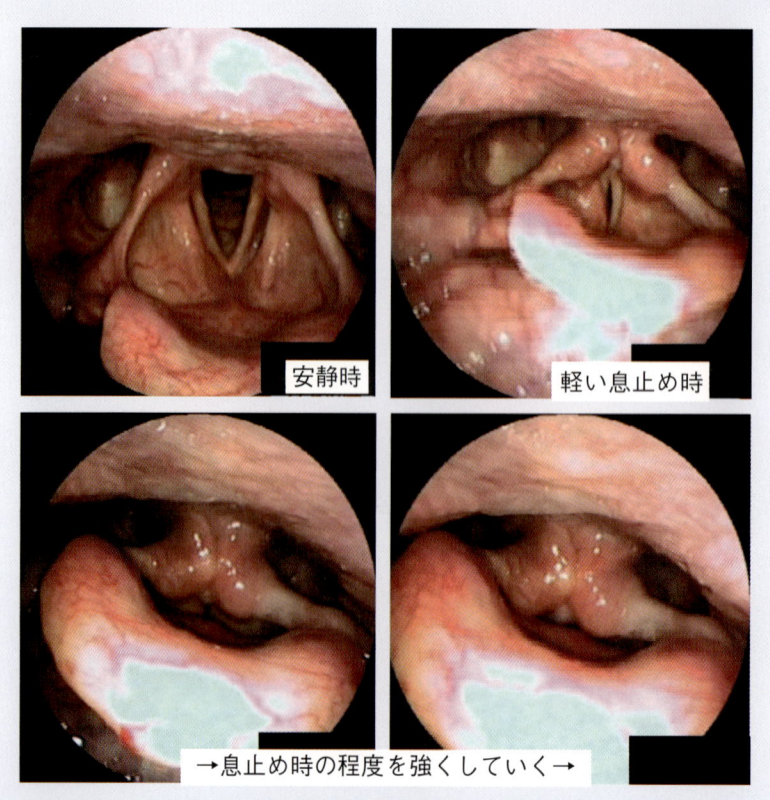

安静時　　　　軽い息止め時

→息止め時の程度を強くしていく→

軽い息止めを指示すると声帯レベルの閉鎖能力が確認できる．さらに息止めの程度によって，仮声帯の閉鎖，披裂部の前方への移動による喉頭蓋喉頭面との接近（披裂部のtilting）が観察される．

4 喉頭の感覚機能を評価する

◎ 内視鏡の先端を喉頭内に近づけたり，粘膜に軽く接触させると，披裂部の内転や咳反射・嚥下反射が生じる．

> **ポイント**
> 喉頭蓋喉頭面は最も反射の生じやすい部位で，内視鏡の先端が少しでも触れれば咳反射や嚥下反射が生じる．何の反射もなく喉頭腔に内視鏡を近づけられること自体が感覚の低下を意味する．接触刺激のほか，空気圧，注水が感覚機能を評価する刺激として報告されている．

NOTE ● VEを用いた感覚機能の評価

内視鏡の先端を披裂部や梨状陥凹に接触させたり，空気や注水による刺激を加えることで披裂部の内転や咳反射・嚥下反射が生じる．嚥下内視鏡検査ではこうした反射を観察することで咽喉頭腔の感覚を推測できる．図2は，注水による嚥下反射の惹起の状況を観察している．喉頭蓋谷に注水し披裂部の内転や嚥下反射の惹起の状況を確認することで，感覚機能を評価できる．一方，粘膜に刺激を与える検査では粘膜損傷や喉頭痙攣誘発のリスクに留意する．

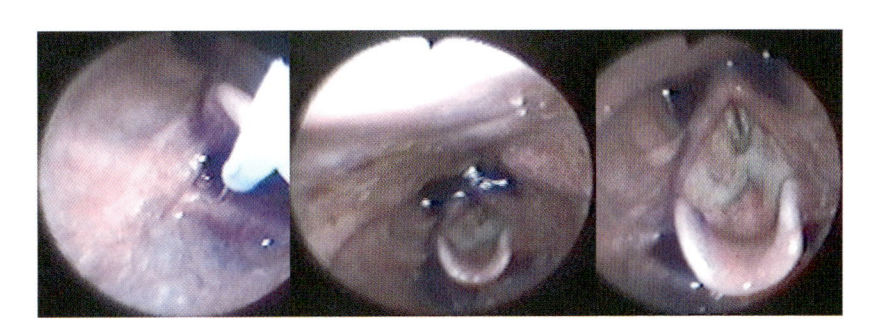

図2 モニター画面をみながら咽頭に注水し感覚機能を評価する

II ステップ2：検査食を用いた状況の観察ポイント

◎ 検査食を用いた内視鏡検査では，ホワイトアウトのため咽頭期の状況を確認できない．
◎ 検査では，
　(1) ホワイトアウトになるまでの状況，
　(2) ホワイトアウトの状況，
　(3) ホワイトアウト後の状況，
から，嚥下の状況を観察する．

> **ポイント**
> ・早期咽頭流入，嚥下反射惹起のタイミング，咽頭残留，喉頭流入・誤嚥を指標とする（図3）．
> ・着色水の命令嚥下と咀嚼の必要な検査食の咀嚼嚥下とで検査食の咽頭への流入状況が異なる．
> ・誤嚥した際の咳反射の有無を確認する．
> ・検査食や代償法・嚥下手技による嚥下状態の違いを確認する．

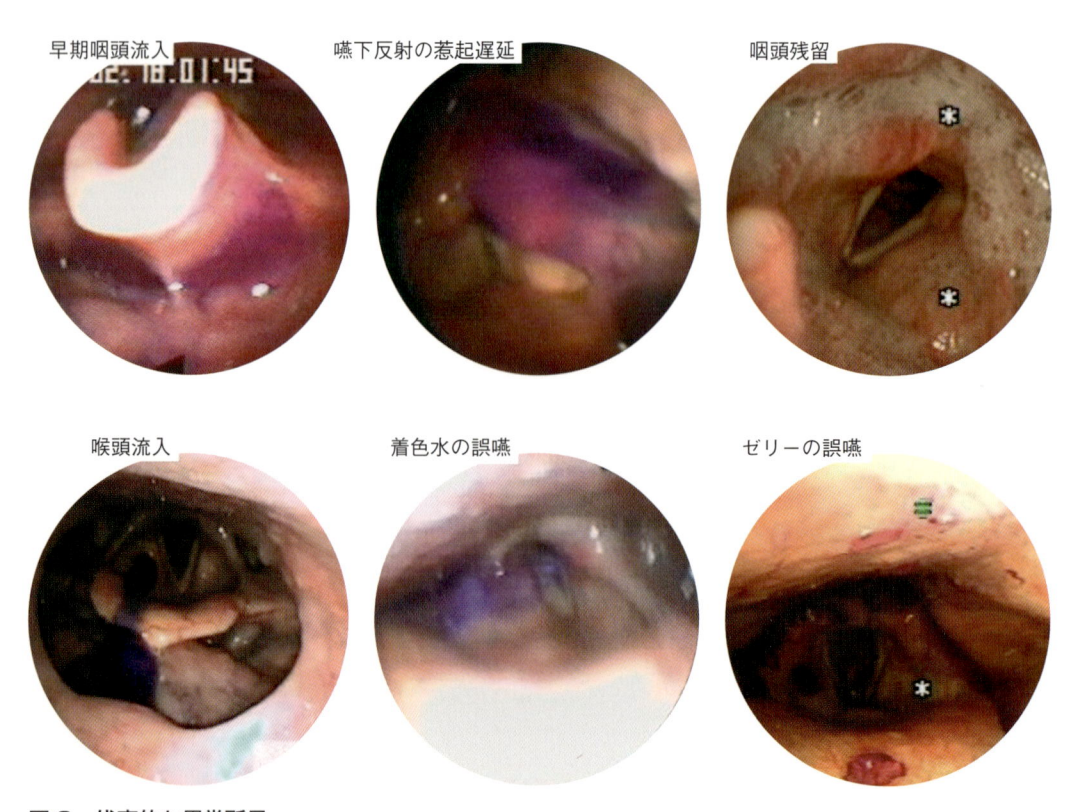

図3　代表的な異常所見

（早期咽頭流入／嚥下反射の惹起遅延／咽頭残留／喉頭流入／着色水の誤嚥／ゼリーの誤嚥）

1 ホワイトアウトまでの状況

◎ 検査食の流入状況をみる．
◎ 着色水の流入状況から，早期咽頭流入と嚥下反射惹起のタイミングを判断する．
◎ ホワイトアウト前の喉頭流入や誤嚥の有無を確認する．

> **ポイント**
> ホワイトアウトまでの検査食の流入状況は，検査食の形態によって異なる．
> 着色水では，その流入をほとんどみることなくホワイトアウトになる．咀嚼をともなう検査食では，食塊の一部が喉頭蓋谷から梨状陥凹に流入してくる．この場合でも，披裂喉頭蓋ヒダを越えて喉頭に流入することなくホワイトアウトになる．

1. 早期咽頭流入

◎ 早期咽頭流入は，着色水の嚥下で判断する．
◎ 着色水が，嚥下を指示する前に咽頭に流入してくる場合に早期咽頭流入と判断する．
◎ 早期咽頭流入は，口腔内における食塊の保持能力の低下を反映する．

動画 5-4-1 早期咽頭流入（症例1, 2）

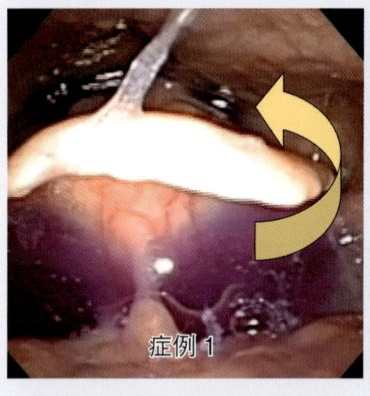

症例1

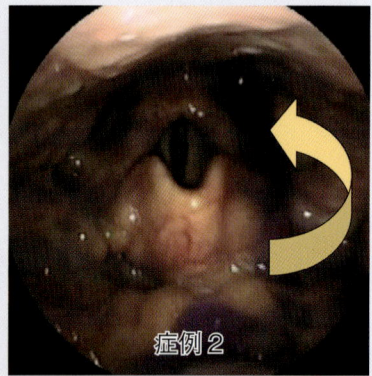

症例2

口腔内への保持を指示した着色水が，喉頭蓋谷から梨状陥凹に流入している．早期咽頭流入は，食塊の口腔内での保持能力の低下を反映している．

症例1：喉頭蓋谷から溢れた着色水が梨状陥凹に達すると（矢印），すみやかに喉頭挙上が開始している．

症例2：早期咽頭流入に続いて，着色水がしばらく下咽頭に停留した後に喉頭挙上が開始している．こうした場合には，嚥下反射の惹起遅延と判断する．

動画 5-4-2 早期咽頭流入（症例3）─検査食の違いでみる咽頭流入─

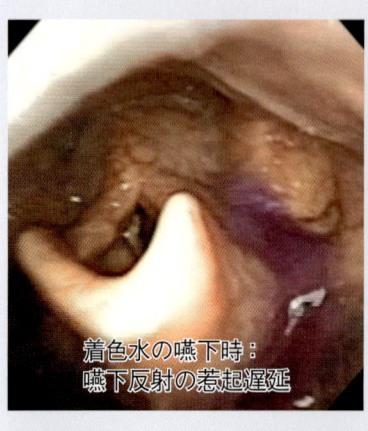

着色水の嚥下時：
嚥下反射の惹起遅延

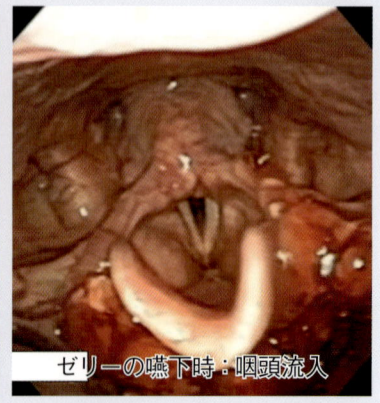

ゼリーの嚥下時：咽頭流入

早期咽頭流入と判断した症例の着色水とゼリー嚥下．着色水の検査では，早期咽頭流入がみられるが，下咽頭に流入するとただちに嚥下反射が惹起している．この所見から早期咽頭流入と判断できる．一方，ゼリーの検査では，咀嚼中にゼリーの一部が喉頭蓋谷に流入している．この所見は，正常な食塊移送のパターンの一つで，プロセスモデルと呼ばれている．

> 🔍 **ポイント**
> 早期咽頭流入は，着色水を用いた検査で判断する．

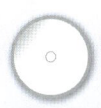

2. 嚥下反射の惹起遅延

◎嚥下反射の惹起遅延は,着色水の流入状況とホワイトアウトのタイミングから判断する.
◎正常では着色水の流入をほとんどみることなくホワイトアウト像となる.着色水が喉頭蓋谷から梨状陥凹へ流入が観察される場合は,嚥下反射の惹起と判断する.

動画 5-5 嚥下反射の惹起遅延

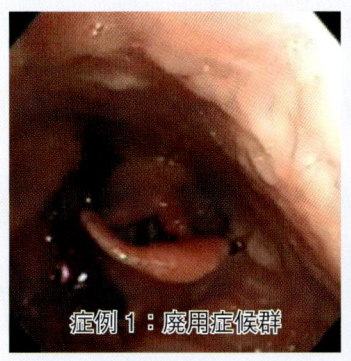

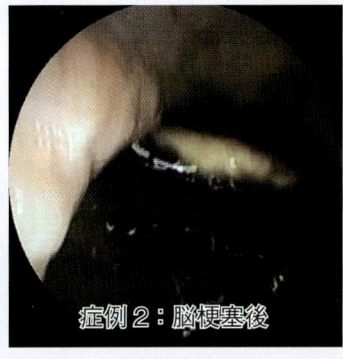

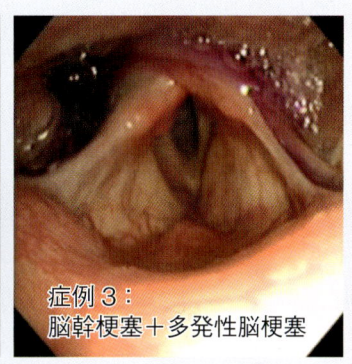

症例1:廃用症候群　症例2:脳梗塞後　症例3:脳幹梗塞＋多発性脳梗塞

着色水の嚥下から嚥下反射の惹起遅延と判断した3症例
症例1:着色水が早期咽頭流入に続いて下咽頭に貯留している.下咽頭に停留する時間が長いことから嚥下反射の惹起遅延と判断した.
症例2:早期咽頭流入はみられないが,着色水が咽頭に流入してからホワイトアウトになっている.喉頭流入をともない嚥下反射の惹起遅延と判断した.
症例3:早期咽頭流入とそれに続く下咽頭への貯留から,嚥下反射の惹起も遅延していると判断した.動画では,右喉頭麻痺と右咽頭収縮筋麻痺が確認でき,喉頭挙上にも左右差がみられる.また,ホワイトアウトの時間も短い.本例では,嚥下反射の惹起遅延に加え,咽頭期の嚥下運動の出力障害をともなっている.

2 ホワイトアウトの状況

◎ホワイトアウトがみられない場合や,その持続時間が短い場合は,嚥下運動の出力障害が疑われる.
◎咽頭期の状況を確認するためには,X線造影検査を実施する.

3 ホワイトアウト後の状況

◎ 検査食の残留や残留物の誤嚥の有無を確認する．
◎ 残留の自覚があるかを確認する．
◎ 気道内からの検査食の排出や嚥下後の咳から，嚥下中の誤嚥の可能性を推測する．

> **ひとロメモ**
> 咽頭残留は，嚥下運動の出力障害によって生じるが，咽頭残留の自覚があるかどうかも大切な所見である．咽頭残留の自覚がなければ感覚機能も障害されている可能性がある．

1. 嚥下後の咽頭残留

◎ 咽頭残留の部位や左右差，残留量を観察する．
◎ 残留の左右差がある場合は，咽頭収縮や喉頭挙上運動の左右差に注意する．
◎ 舌根運動や喉頭蓋の倒れ込みに障害があると喉頭蓋谷に残留しやすく，嚥下圧が高まらない場合や食道入口部が十分に開大しない場合には梨状陥凹に残留しやすい．

動画 5-6 嚥下後の咽頭残留

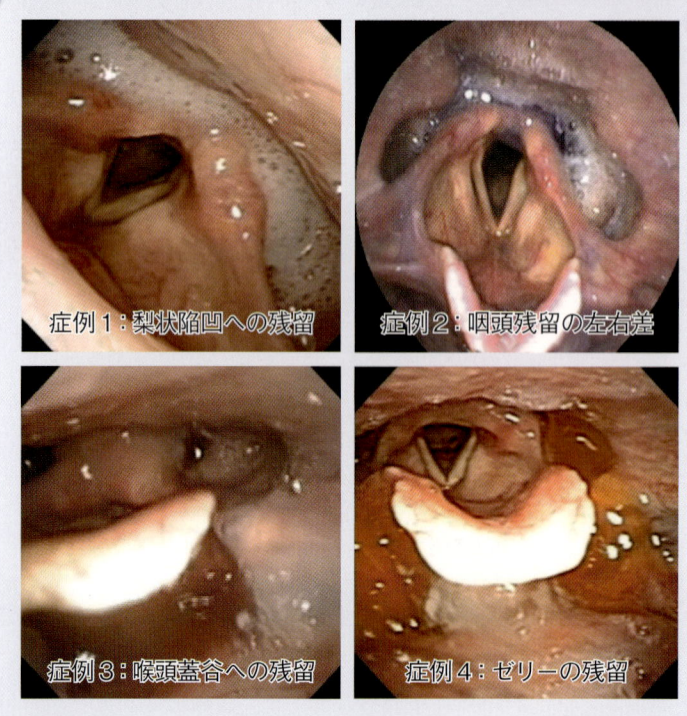

症例1：梨状陥凹への残留
症例2：咽頭残留の左右差
症例3：喉頭蓋谷への残留
症例4：ゼリーの残留

嚥下後に咽頭残留がみられた4症例の内視鏡像を示している．咽頭残留が生じる病態によって対処法が異なる．
嚥下後の咽頭残留をみた場合は，"なぜ，咽頭残留が生じるか"を考えながら，嚥下状態を観察する．咽頭残留のみられる部位や左右差が手がかりとなる．
①下咽頭に残留が多い場合は，咽頭収縮の障害や食道入口部の開大障害が予想される（**症例1, 2, 4**）．
②喉頭蓋谷に残留が多い場合は，喉頭蓋の倒れ込み障害や舌根運動障害が予想される（**症例3**）．
③咽頭残留の左右差は，片側の嚥下運動の出力障害を反映している（**症例2**）．

2. 喉頭流入と誤嚥

◎喉頭内への着色水の侵入の有無を観察する．
◎嚥下反射の惹起が遅延している場合は，ホワイトアウトになる前に喉頭流入や誤嚥が観察されることがある．
◎嚥下運動終了後には，内視鏡の先端を喉頭に近づけて声門から気管内を観察し，喉頭流入や誤嚥の有無を観察する．嚥下後に咳反射が生じる場合は喉頭流入や誤嚥が疑われる．一方，気道の感覚が低下している場合は誤嚥しても咳反射が生じないことがある．喉頭流入や誤嚥が確認された場合は，咳反射によって十分に喀出できるかどうかを確認する．
◎気道内に残留があるときは，咳反射で喀出できるかを確認する．
◎着色水が声門上まで侵入する場合を喉頭流入，声門を越えて気管内に侵入する場合を誤嚥と定義する．しかしながら，喉頭流入と誤嚥とを厳密に区別することはむずかしい．むしろ誤嚥に結びつく喉頭流入かどうかを判断する．

動画 5-7-1 喉頭流入像

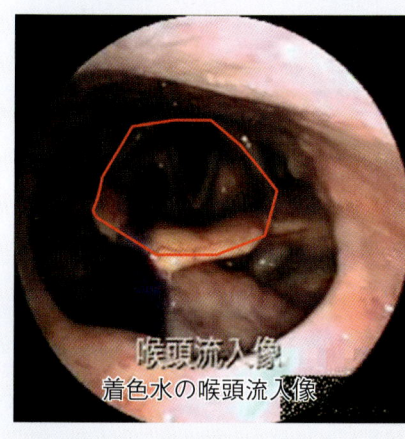

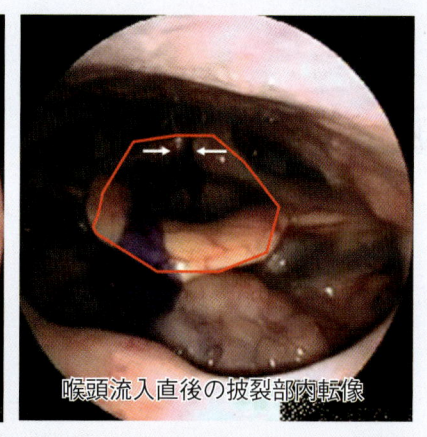

着色水の喉頭流入像 ／ 喉頭流入直後の披裂部内転像

動画では，嚥下反射の惹起遅延を認めた脳梗塞後の症例のホワイトアウト前の喉頭流入像を収録している．着色水が喉頭内に流入し，その直後に披裂部の内転と咽頭期の嚥下運動が生じてホワイトアウト像となる．

> **ポイント**
> 内視鏡では，喉頭流入を直接観察できるケースは必ずしも多くない．ホワイトアウト後の内視鏡像で喉頭内に検査食の残留がある場合に，喉頭流入があったと推測する．

動画 5-7-2 ホワイトアウト前の誤嚥

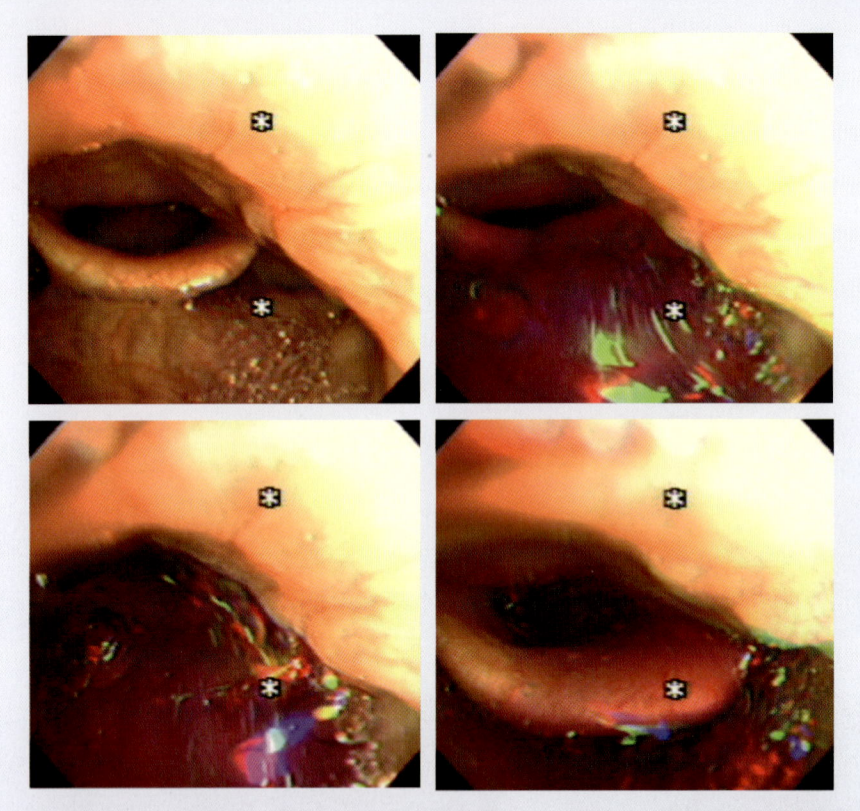

内視鏡像では，披裂部の内転→着色水の喉頭流入＝喉頭挙上→着色水の停滞→繰り返す咳がみられる．喉頭挙上が不十分でホワイトアウトの時間も短いことから嚥下圧の低下が予想される．また，左喉頭麻痺と左咽頭収縮筋麻痺が確認できる．本例では，嚥下反射の惹起遅延による嚥下前誤嚥と，咽頭期の嚥下運動の出力障害にともなう嚥下中誤嚥が推測される．

動画 5-7-3 ホワイトアウト後の誤嚥

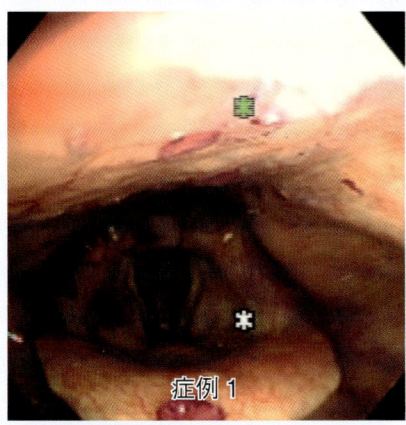

症例1　舌口腔底腫瘍術後（ゼリー嚥下）

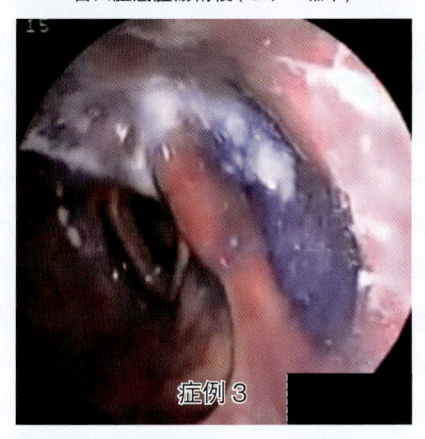

症例2　脳梗塞急性期（プリン嚥下）

症例3　ワレンベルグ症候群慢性期（着色水嚥下）

嚥下後に誤嚥を認めた3症例の内視鏡像を収録している．

症例1：咽頭に残留したゼリーの一部が，嚥下を繰り返すうちに喉頭内に侵入し，さらに気管内に侵入していく．ホワイトアウトの時間が短く，嚥下運動を繰り返しても咽頭に残ったゼリーが食道に搬送されない．咽頭期の嚥下運動の出力障害，嚥下圧の低下が予想される．

症例2：咽頭に残留したプリンが，繰り返し気道内に流入し排出されている．咽頭残留があっても嚥下反射の惹起が生じず，感覚障害や嚥下反射の惹起遅延が予想される．

症例3：左側梨状陥凹に多くの咽頭残留を認め，吸気時に後連合から気管内に侵入している．喉頭挙上が不十分で喉頭閉鎖が獲得されていない．また，はっきりしたホワイトアウトも確認できない．咽頭期の嚥下運動の出力障害が予想できる．

動画 5-7-4 嚥下の状況から誤嚥を予想する

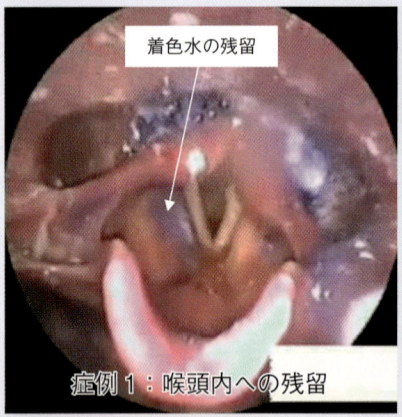

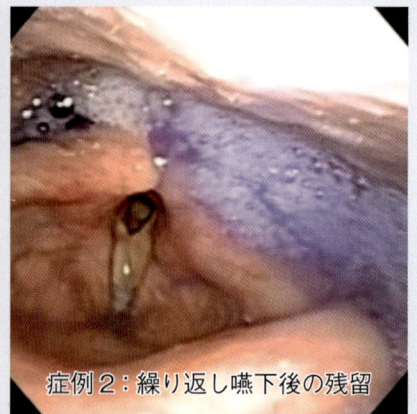

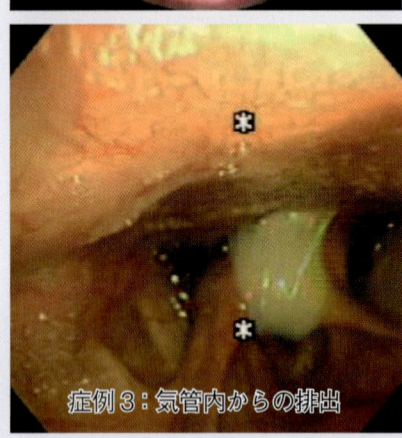

症例1：喉頭内への残留（着色水の残留）
症例2：繰り返し嚥下後の残留
症例3：気管内からの排出

内視鏡像で誤嚥を確認していないが，嚥下後の状況から誤嚥が予想される3症例を収録している．

症例1：嚥下後に喉頭内に検査食の残留があれば，嚥下前や嚥下中の喉頭流入や誤嚥が予想される．

症例2：嚥下後に繰り返しの嚥下でも咽頭残留がなくならない場合は，誤嚥するリスクが高いと予想できる．

症例3：嚥下後に，気管内から検査食が排出される場合は，誤嚥したことが予想される．

> 🔍 **ポイント**
> 内視鏡検査では，嚥下中（ホワイトアウト中）の誤嚥を確認できない．嚥下後の状況から誤嚥や誤嚥のリスクを推測することが多い．

動画 5-7-5 嚥下反射の惹起不全型の誤嚥

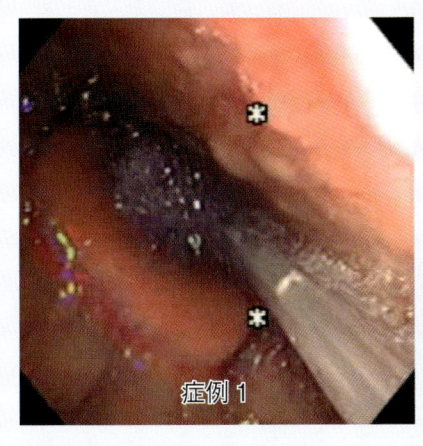

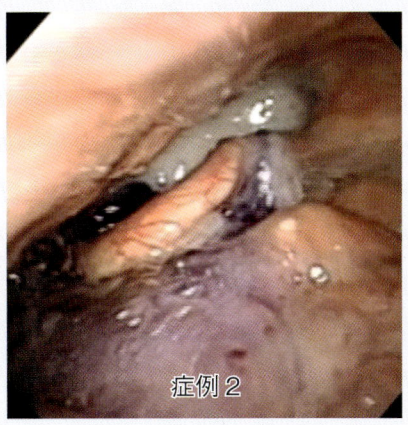

症例1 症例2

2症例ともに誤嚥を直接に確認できていないが，着色水が喉頭内に流入し，咽頭期（ホワイトアウト）も生じていない．嚥下不能な状況と判断できる．

> **ポイント**
> 嚥下反射が惹起しない場合や不十分な場合には，検査食を用いた検査で誤嚥のリスクが高くなる．
> 検査食を用いる前に，空嚥下をうながしたり，1 m/ほどの少量の着色水で嚥下状況を観察し，おおむねの咽頭期の出力状況を確認することが，リスク管理のうえでも安全である．

動画 5-7-6 気管側からみる誤嚥

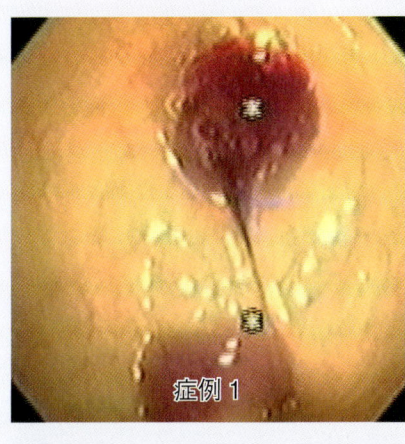

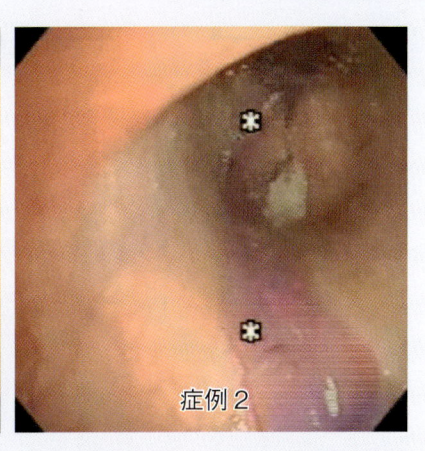

症例1 症例2

気管切開孔のある症例では，気管側から声門を観察することで誤嚥の有無を確認できる．動画では，気管側からみた着色水の誤嚥を収録している．着色水の嚥下を指示すると，嚥下中に着色水が気管内に侵入しているのが観察できる．

4 嚥下状況の違いを確認する

◎ 複数回の嚥下評価を試み，嚥下状況の再現性を確認する．
◎ 検査食の違いによる嚥下状況の変化を確認する．
◎ 病態に応じた嚥下姿勢や嚥下手技を指示し，嚥下状況の変化を確認する．
◎ 内視鏡像の画面を供覧し，視覚的なフィードバック訓練を実施する．

NOTE ● 病態の把握

検査では，誤嚥をみるだけでなく，"なぜ，嚥下できないか？""なぜ，咽頭に残留するか？""なぜ，誤嚥するか？"を考えながら実施する．病態を把握することで，適切な対処法や治療法がみつかる．

Column ●嚥下機能に悪影響を及ぼす薬

薬剤の中には嚥下運動に悪影響を及ぼす薬があり注意が必要である．抗精神薬，抗うつ薬，抗不安薬，睡眠薬などは嚥下反射の低下，咽頭期の運動低下，唾液分泌の低下，意識レベルの低下をもたらし，誤嚥のリスクを増加させる．嚥下機能低下の原因と疑った場合には，可能であれば，薬剤は中止する．薬剤を中止しても，しばらくは影響が持続することがあるので注意が必要である．

Column ●さまざまな誤嚥例

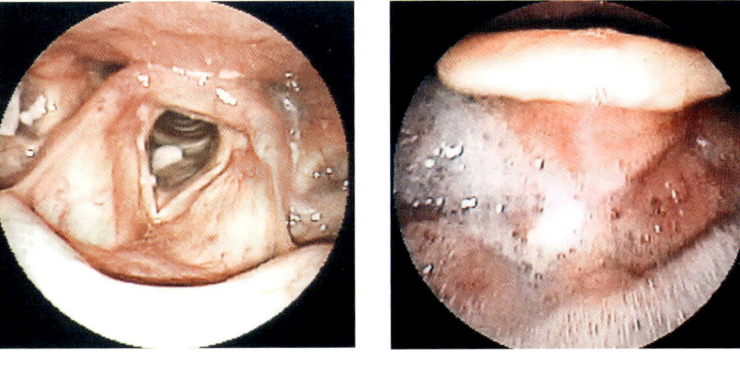

飯粒が声門下にある

錠剤が残留している

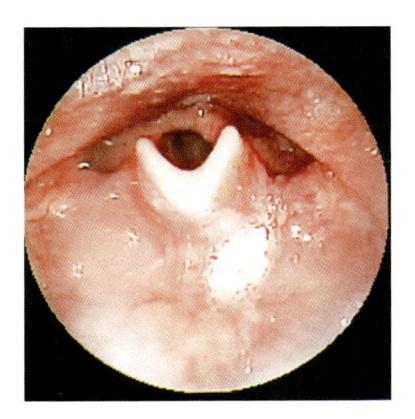

喉頭蓋谷に残渣

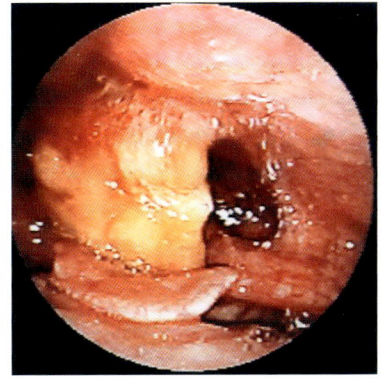

パイナップル片で窒息寸前

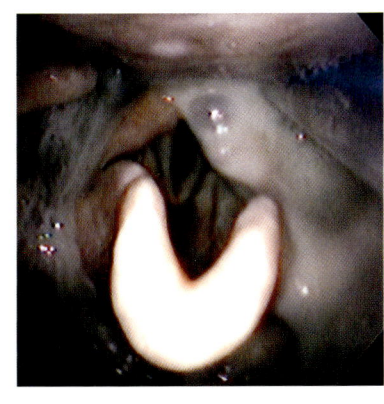

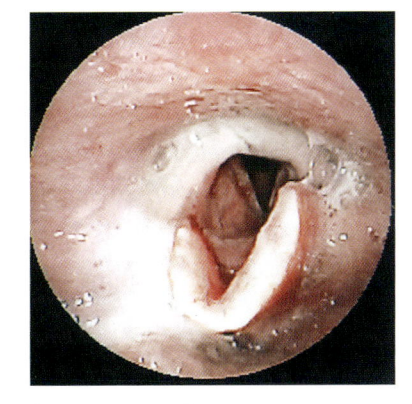

膿性痰が声門下から喀出される⇒肺炎

検査に基づく診療指針
―嚥下内視鏡検査でどこまで判断できるか―

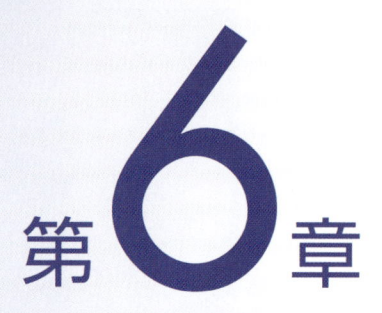

第6章

　日本耳鼻咽喉科学会監修の嚥下診療ガイドラインでは，嚥下内視鏡検査（VE）を，一般耳鼻咽喉科外来における嚥下障害診療の第一歩と位置づけている．そしてVEを行ったあと，その所見を総合的に判断して次の4つの段階に分けて対応していくことを推奨している**（表1）**．

表1　嚥下機能検査後の対応基準
　　　（2008年度　嚥下障害診療ガイドライン：日本耳鼻咽喉科学会）

1. 耳鼻咽喉科一般外来において経過観察を行う
2. 耳鼻咽喉科一般外来において嚥下指導を行う
3. より専門的な医療機関に紹介する
4. 「評価や治療の適応外」との判断を行う

◎対応基準の1．と2．は一般耳鼻咽喉科外来で対応するという場合である．
　（1）1．はVEで異常なし，と判断された症例への対応．原則として精神・身体機能が良好な成人が，むせなどの訴えをもって受診したが異常を認めなかったもの．
　（2）2．一般耳鼻咽喉科施設でできる範囲での指示，指導，訓練を行おうとするもの．
　　①基準2．に入れられる症例の多くは"むせ"を自覚して来院し，VEで誤嚥傾向を認めるものである．さらに高齢者で，はっきりした"むせ"を訴えなくともVE所見から潜在性の誤嚥が疑われる場合も対象となりうる．
　　②どこまで指導・訓練の範囲を拡げるかは，施設の規模，人員（言語聴覚士の有無），担当医の経験と興味などによって異なる．したがって，基準の1．あるいは3．との線引きは必ずしも明快でなく，間に一種のグレイ・ゾーンがある．（指導・訓練の内容については第7章参照）
　　③いずれにしても一般外来で指導・訓練を行うには耳鼻咽喉科医としてそれなりの"覚悟"が必要である．
◎3．は，誤嚥防止や嚥下改善を目的とした手術的治療の可能性や，さらに専門的な指導・訓練の必要性を考慮して，追加的な評価（たとえば，造影検査 videofluolography：VF），手術，訓練などが可能な施設（多くは訓練の専任スタッフがいる）に送るという場合である．
◎4．は，認知症や意識障害などがあって他科との連携が必要な場合や，原病の治療が優先され，当面，嚥下障害についての検査や治療が行えないと判断されるもので，外来としての対応は一旦打ち切るという場合である．

I 対応基準

1 外来において経過観察する

◎内視鏡検査（VE）で誤嚥のリスクとなる異常を認めない．
◎現在，とくに異常がないことを説明し，経過によって再診するよう指示する．

> **ポイント**
> 外来を訪れる患者には次のような訴えが多い．
> ①食事中にむせる
> ②食べたものがのどに残る
> ③のどに異物感がある
> 着色水を用いたVEで異常がないことを確認する．
> むせは気道に侵入した異物を排出するための正常な防御反射であることを説明する．

2 外来で嚥下指導や訓練を行い，経過を確認する

◎潜在的な誤嚥のリスクはあるが，食形態の工夫や嚥下方法の指導などによって安全な経口摂取が可能と判断される．

> **ポイント**
> **潜在的な誤嚥のリスクのVE所見：**
> ①軽度の嚥下反射の惹起遅延や喉頭流入
> ②繰り返し嚥下で処理できる咽頭残留
> ③喉頭内の残留（喉頭の感覚や喀出力の低下が疑われる）

◎VEで異常を認めるが，明らかな誤嚥がなく，自分の外来で嚥下指導を行えると判断できる．
◎誤嚥はあるが，嚥下指導や訓練でそのリスクの軽減が期待できる．
◎対象となる患者は施設の設備，医療スタッフや介護者・家族などの環境要因によって異なる．

症例1．88歳　女性
痰がからむ．むせの自覚はない．数日前から微熱がある．

動画　6-1　高齢者の痰のからみと微熱から誤嚥のリスクを予測する　―症例1―

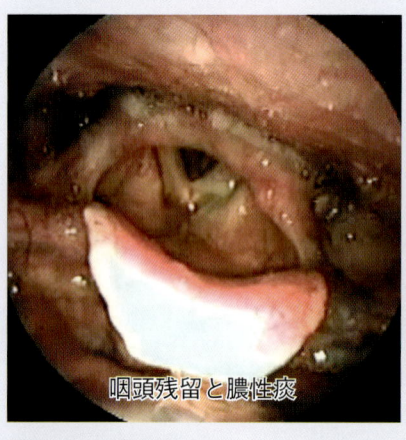

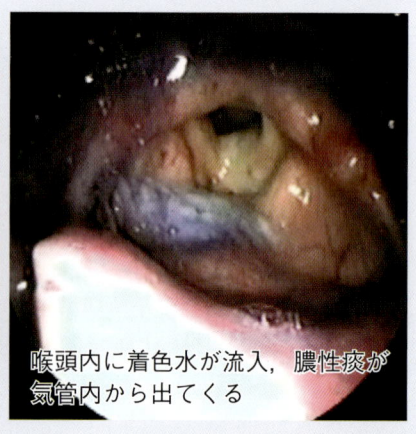

咽頭残留と膿性痰

喉頭内に着色水が流入，膿性痰が気管内から出てくる

【初診時内視鏡所見】
多量の咽頭残留と喉頭内の膿性痰あり．嚥下反射惹起遅延が認められ，少量の誤嚥があるが咳がない．咳をさせると膿性痰が声門下から喀出される．膿性痰と微熱から嚥下機能低下・慢性的な不顕性誤嚥による気管支炎と肺炎と診断した．

【対応】
抗菌薬，去痰薬の投与，呼吸・排痰訓練，食事内容の指導を行った．

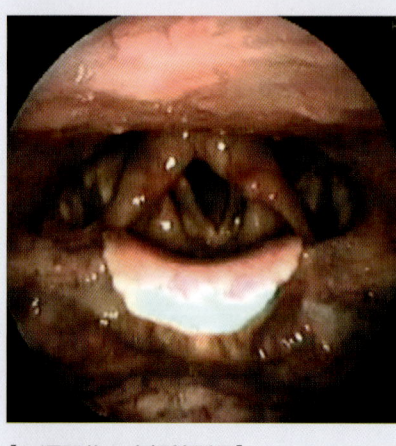

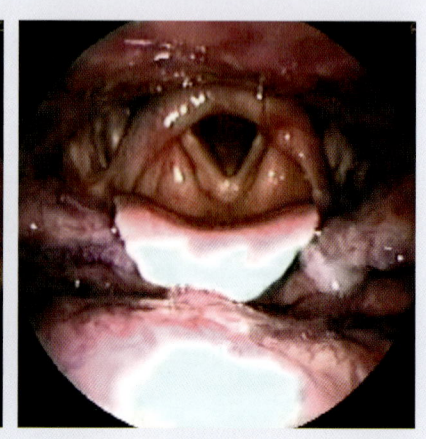

【1週間後の内視鏡所見】
咽頭残留，痰は消失し，着色水の喉頭流入，誤嚥も消失した．

Column ●ハイリスク群の高齢者への指導

耳鼻咽喉科一般外来では，誤嚥のハイリスク群の高齢者に対しては，普段から，全身の体力増強のため，散歩や体操などの軽い運動を推奨し，デイサービスへの参加なども積極的に勧める．また少しぐらい食塊を誤嚥しても，喀出できれば肺炎は発症しない．声門下圧が保てれば誤嚥しにくくなる．呼吸機能の改善を目的に"腹式呼吸""口すぼめ呼吸"や，簡便な発声訓練として"音読"や"歌唱（カラオケ）"などを日常に取り入れるように指導する．食事については一般的な指導として，"ながら食い"をやめ，集中できる環境にし，一口量を少なめに調整して，次々に口に詰め込まず，ゆっくり噛んで食べるように指導する．姿勢は椅子に腰を深く座らせ，下部頸椎から少し頸を曲げる．大きなスプーンや背の高い口の狭いコップをやめ，小さめのスプーンと背の低い口の広いコップを使用するように指導する．食事内容は，ムセやすいものや窒息事故を起こしやすい食事を控えるように指導する．

Column ●高齢者と肺炎

耳鼻咽喉科一般外来に受診する75歳以上の約3割が誤嚥している（表2）．高齢者は，筋力が低下し靭帯が弛緩して喉頭の位置が下降するが，喉頭挙上距離や舌根移動距離は変化しないので，少しずつ嚥下機能が低下してくる．

慢性の風邪として処理されている症例の中には，誤嚥による気管支炎症例や不顕性誤嚥による肺炎例が含まれていることがある．炎症が続くと，食べる量が同じでも，カロリーを消費して，体重が減少してくる．嚥下性肺炎が発症するかどうかは，誤嚥の量と，肺の防御反応（免疫反応）により決まる．高齢者の肺炎は非典型的で症状に乏しく，発熱や白血球の増加を認めない場合があり，80歳以上では自覚症状で肺炎と診断されるのは2割程度との報告もある．

誤嚥の自覚がない，外来通院中の経口摂取例では，嚥下性肺炎の兆候があっても，経口摂取禁止にはできない．嚥下指導で誤嚥量が減少し投薬で炎症が治まれば，気管支炎は軽快する．肺炎が重症で，呼吸状態が悪い場合には入院が必要になる．

表2　耳鼻科一般外来における75歳以上の嚥下内視鏡検査（VE）の結果

	喉頭侵入	誤嚥	症例数	平均年齢
正常群	(−)	(−)	34例 (42%)	77.1
喉頭流入群	(+)	(−)	21例 (26%)	79.4
誤嚥群	(+)	(+)	26例 (32%)	83.1

症例2．76歳　男性
痰がからむ．のどに違和感がある．痰の量も増えた．

動画　6-2　高齢者の痰のからみとのどの違和感から誤嚥のリスクを考える　―症例2―

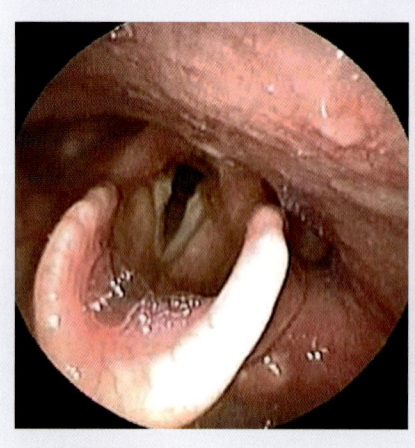

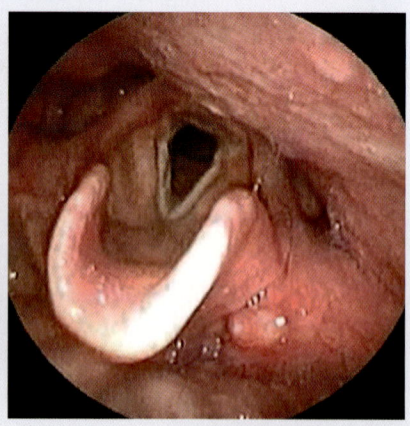

【内視鏡所見】
声帯の可動性は良く，咽頭残留もない．一見正常に見えるが，ホワイトアウトの時間が短く，少量の着色水の喉頭流入を認める．咳で喀出されるが，痰は粘性で量が多い．今回のVE検査では明確でなくても，食物の早期咽頭流入や惹起遅延，さらには咽頭収縮・嚥下圧の低下や，不顕性誤嚥が予測される．軽度嚥下機能低下による少量の液体誤嚥・不顕性気管支炎で，痰のからみとのどの違和感があると診断した．

【対応】
液体の早期流入や誤嚥のリスクを軽減するために，増粘剤を使用させた．惹起遅延や嚥下圧の低下に対し頸部前屈を，不顕性誤嚥に対し喀出力向上のために嚥下後の咳払いを指導した．2週間程度で痰が減少し，のどの違和感も消失した．

ポイント
とくに高齢者では，問診によって次のような自覚症状があれば誤嚥の存在を疑う．
①食事時間の延長（毎食30分以上かかる）
②痰が増えたり，のどにからんだりする
③のどに違和感がある

NOTE ● 喉頭挙上・ホワイトアウトと咽頭残留
喉頭挙上と前方運動が良く，ホワイトアウト時間が十分長いにもかかわらず咽頭残留が多い場合には，輪状咽頭筋の弛緩不全の可能性を考えて嚥下造影検査を考慮する．

症例3. 74歳　男性
多発性脳梗塞後遺症，嚥下性肺炎で入院中．経口摂取を続けてもよいかの判断．

動画　6-3　嚥下後の咳から誤嚥のリスクを予想する
―症例3―

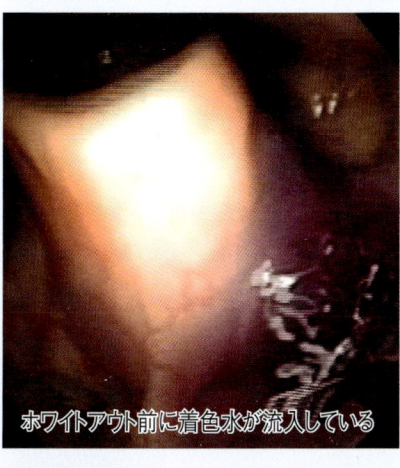

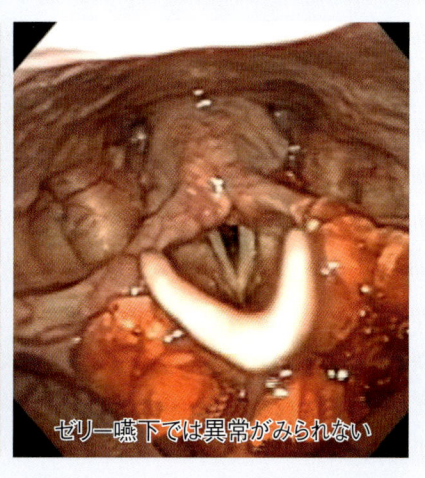

ホワイトアウト前に着色水が流入している　　ゼリー嚥下では異常がみられない

【内視鏡所見】
着色水とゼリー嚥下を収録している．着色水の嚥下では，軽度の嚥下反射の惹起遅延と嚥下後の咳がみられ，嚥下中の喉頭流入が疑われる．ゼリー嚥下では異常がみられない．

【対応】
誤嚥のリスク軽減のため水分摂取には増粘剤を使用するように指導した．

> **ポイント**
> "水がむせやすい""食事中に咳がでる"などの訴えでは，嚥下反射の惹起遅延に注意する．嚥下反射の惹起遅延を見逃さないためには，内視鏡画像をスローで確認したり，嚥下後の咳に注目する．

Column ●増粘剤の指導

液体で誤嚥を認める場合に，増粘剤の使用を指導する．最初にとろみをつけすぎて「まずい」との印象をもってしまうと，増粘剤に対する拒否感が先行し，無理してムセながらでも水分を摂取したり，ムセるのが嫌で水分を摂取しなくなったり，果ては脱水したりなどの弊害が出る．実際には，少量の増粘剤でわずかなとろみがつくだけでも誤嚥せずに，飲みやすくなることが多い．ていねいに少量でもとろみがつく付け方を説明し，実践を交えて指導し，特に，実際に症例に合わせたとろみのついたものを飲んでもらうと，「飲みやすい」「安心して飲める」と患者本人が納得するので，増粘剤の導入が円滑に進む．

第6章　検査に基づく診療指針

症例 4. 74歳　女性
パーキンソン病で治療中. 家人と同じ食事をとっている. 半年間カゼが治らず咳と痰が続き, 近医にてカゼ薬や抗菌薬を処方されてもよくならないと受診.

動画　6-4　潜在的な誤嚥のリスク―嚥下機能の低下 ―症例4―

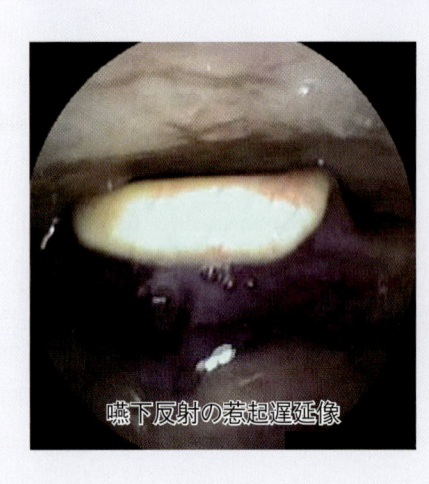

【内視鏡所見】
着色水の嚥下を収録している. 舌に不随意運動がみられる. 着色水の嚥下では, ホワイトアウトの前に着色水が喉頭蓋谷に流入し, 嚥下反射の惹起遅延がみられる. 明らかな誤嚥はないが, 潜在的な嚥下機能の低下による誤嚥が慢性気管支炎の原因となり, 咳が生じていたと判断した.

【対応】
嚥下機能低下による誤嚥 ⇒ 気管支炎と診断した. 潜在的な誤嚥リスクの軽減を目的に, 液体嚥下のさいに頸部前屈位と増粘剤を使用するように嚥下指導した. 1ヵ月後の再診で咳がみられなくなった.

嚥下反射の惹起遅延像

ポイント
① 慢性的な咳が治らない.
②食べていても体重が増えない.
③不眠傾向がある.
嚥下障害と関係ない訴えでも潜在的な嚥下機能の低下が原因となっていることがある. こうした症例では, 嚥下指導が症状の改善のきっかけになる.

Column　●嚥下指導と嚥下リハ

嚥下指導や嚥下リハは, 医療現場で注目され広く実践されるようになったが, 必ずしも根拠のある治療が実践されているとは言い難い. 嚥下指導は, その場で実施できる環境的アプローチ, 代償的アプローチ法, 特殊な嚥下法の指導である. 一方, 嚥下リハは, 病態に応じた治療計画に基づいて継続的に実施する訓練で, 経口摂取に向けての誤嚥のリスクも受け入れる必要がある. 耳鼻咽喉科医には, 嚥下に関連する器官や気道管理の専門家として, 嚥下造影検査や嚥下内視鏡検査を実施し, 嚥下障害の病態を的確に判断し医学的根拠をもって嚥下指導や嚥下リハ, さらに外科的治療を提案し実践していくことが求められる.

症例5. 89歳　男性
心筋梗塞の急性期の治療後で，経過中に気管切開術を実施．経口摂取の開始が可能かの判断．

動画　6-5　喉頭内の貯留物（喉頭クリアランスの低下）
―症例5―

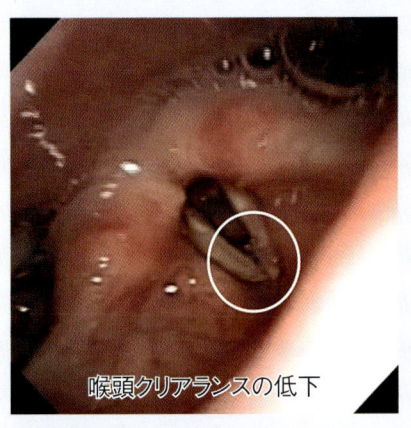

喉頭クリアランスの低下

> **ひと口メモ**
> 喉頭内に残留があれば，咳を促し排出できるかを確認する．喀出が不十分な場合は，呼吸訓練や排痰訓練を実施する．

【内視鏡所見】
動画は，着色水とゼリー嚥下の内視鏡像を収録している．誤嚥や咽頭残留はみられないが，喉頭に分泌物の残留がみられ（○印），喉頭クリアランスの低下がみられる．

【対応】
経口摂取可能と判断したが，喉頭クリアランスの改善を目指して気管切開の閉鎖のため，一方弁の使用→気管切開孔閉鎖をあわせて実施した．

NOTE ● 気管切開と嚥下機能

気管切開は，嚥下にとって不利な状況である．図1は，現在までに指摘されている気管切開が嚥下機能に及ぼす影響を示している．気管切開の適切な管理は，経口摂取に向けて大きなステップアップに繋がる．気管切開がある場合は，①気管切開がなぜ必要か？　②気管カニューレの管理は適切か？　③一方弁（スピーチ用の弁）を使えないか，④気管孔を閉鎖できないか？　の順に対応していく．

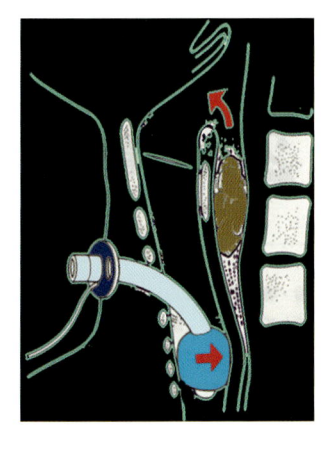

図1　嚥下機能におよぼす気管切開の影響
喉頭の挙上制限
声門下圧の低下
カフによる食道の圧排
気管・喉頭感覚の低下
筋の廃用性変化
喉頭クリアランスの低下

症例6. 67歳　男性
統合失調症. 肺炎にて入院中. 経口摂取の開始につき相談.

動画　6-6　嚥下反射の惹起遅延に対応する ―症例6―

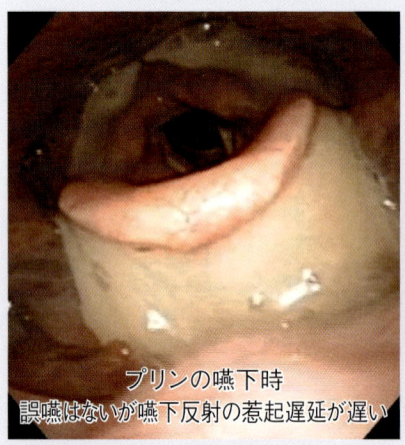

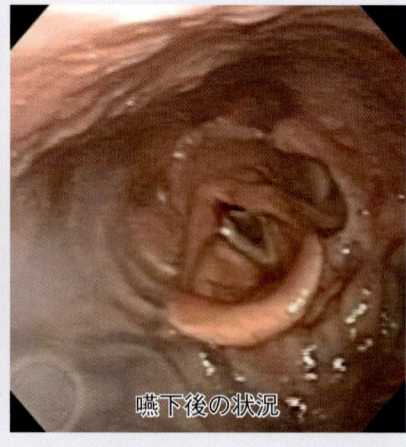

プリンの嚥下時
誤嚥はないが嚥下反射の惹起遅延が遅い

嚥下後の状況

ひと口メモ
嚥下反射の惹起遅延には，トロミをつけるなど粘性のある食形態を工夫する．一方，咽頭残留が多い場合は，むしろ液体のほうが適切なこともある.

【内視鏡所見】
プリン嚥下時の内視鏡像を収録している．プリンなど咀嚼を伴う嚥下では，食塊の一部が口腔内から咽頭に流入し，さらに下咽頭まで達することがある（p.24, 25 プロセスモデル参照）．食塊が，披裂喉頭蓋ヒダを超えて喉頭に流入しなければ嚥下上の問題はないが，本例のように，流入量が多く咽頭期の惹起までに時間がかかる場合は，嚥下反射の惹起遅延と判断する.
内視鏡では，嚥下後に咽頭残留がみられないことにも注目する.

【対応】
嚥下反射の惹起遅延に対応するため，食形態の指導をした．食形態の選択には，嚥下食ピラミッドが役に立つ.

ポイント
嚥下反射の惹起遅延は，最も多くみられる異常所見である．嚥下反射の惹起遅延がみられる場合は，
①食形態の工夫や嚥下姿勢で対応できるか
②咽頭期の嚥下運動が十分に生じているか―咽頭残留が少ないか
を確認する．咽頭期の出力が良好と判断できれば，食形態の工夫を主とした嚥下指導をする.

症例7. 79歳　男性
脳梗塞後遺症で在宅療養中．自宅ではブレンダー食を摂取している．食事中のムセが多いため外来受診．

動画　6-7　嚥下指導と訓練―咽頭残留への対応　―症例7―

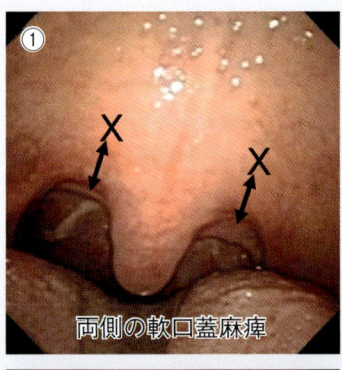

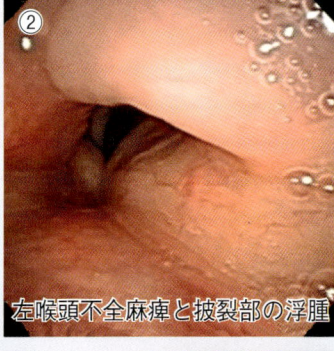

① 両側の軟口蓋麻痺
② 左喉頭不全麻痺と披裂部の浮腫
③ 着色水嚥下時の残留
④ 頸部前屈＋左頸部回旋位の指導

> 🍀 **ひとロメモ**
> 咽頭残留には，複数回嚥下や（半）固形物と液体との交互嚥下，うなずき嚥下などを試してみる．

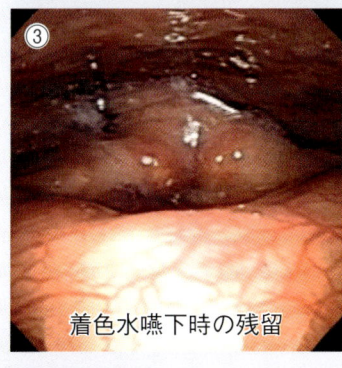

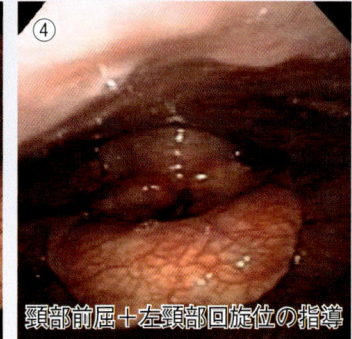

【内視鏡所見】
動画では，軟口蓋の挙上不全がみられる．また，左喉頭の不全麻痺と左披裂部の浮腫がみられ，左梨状陥凹が浅くなっている．喉頭内にも分泌物の残留がみられ十分に喀出されていない．
着色水の嚥下では，咽頭残留がみられ，その後，着色水が喉頭に流入している．嚥下後の咽頭残留が誤嚥のリスクとなっている．

【対応】
頸部前屈位に左頸部回旋による嚥下を指導し，咽頭残留の軽減が確認できた．また，湿性嗄声がある場合は，十分に咳払いをするように指導した．

> 🔍 **ポイント**
> ホワイトアウトの時間が短く咽頭残留がある場合には，咽頭期の嚥下運動の障害が予想される．咽頭期の嚥下運動の異常を診断するためには嚥下造影検査を実施する．

症例 8. 84 歳　男性
偽性球麻痺で入院中，経口摂取を開始するも誤嚥する．経口摂取の開始と確立が可能かの判断．

動画　6-8　嚥下反射の惹起遅延と咽頭残留
――症例 8 ――

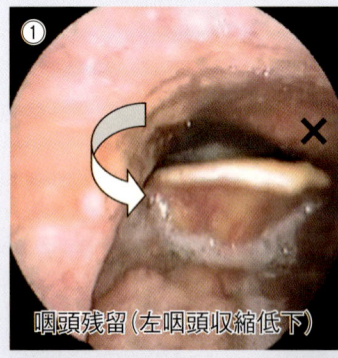

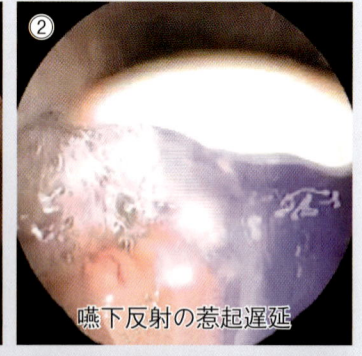

① 咽頭残留（左咽頭収縮低下）
② 嚥下反射の惹起遅延
③ 1年後　左頸部回旋に頸部前屈位
④ 1年後　咽頭残留もなく経口摂取継続

> **ひとロメモ**
> 頸部前屈位は，脳梗塞後や高齢者に多くみられる嚥下反射の惹起遅延に対して有用で，適応範囲も広い．

> **ひとロメモ**
> 舌と硬口蓋とが接触しアンカーが形成されることを意識化させる．アンカーを強調することで，舌根運動の補強と嚥下圧の上昇が期待できる．

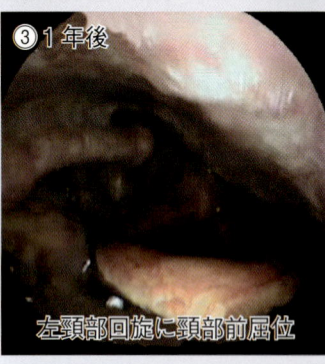

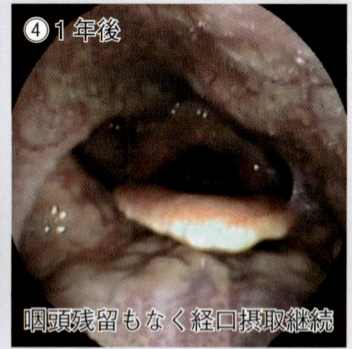

【内視鏡所見】
動画は，初診時（入院中）と1年後（在宅療養中）の内視鏡像を収録している．
初診時：唾液の咽頭残留がみられるが，喉頭内には侵入していない．また，左咽頭収縮の低下が確認できる（×）．着色水の嚥下では，嚥下反射の惹起遅延がみられ，嚥下後の咳から誤嚥が予想される．左回旋位の嚥下では，咽頭残留が減少し嚥下後の咳もみられない．

【対応】
左頸部回旋位と頸部前屈位での嚥下を指導した．また，喉頭蓋谷に残留が多いことからアンカー強調嚥下を指導した．その後，段階的摂食訓練を実施し，在宅療養に移行した．1年後の検査では，咽頭残留もなく常食の経口摂取を継続している．

> **ポイント**
> 嚥下状態は，原因疾患の経過とともに変動する．また，検査をする日や時間帯によっても異なる．内視鏡所見だけでなく，発熱，誤嚥，喀痰量の増加，食事摂取量・食事時間の変化，体重減少などが，病状把握の参考になる．

症例9．78歳　男性
偽性球麻痺後遺症で在宅療養中．食事中のむせが多い—経口摂取のレベルアップが可能か？

動画 6-9　多量の咽頭残留
—症例9—

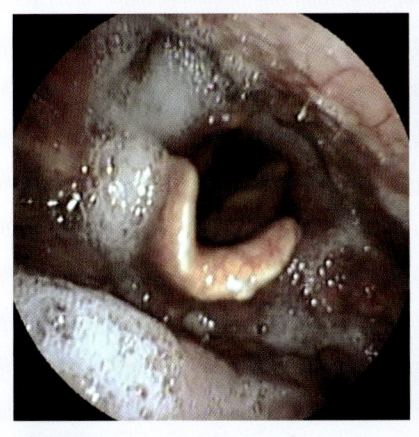

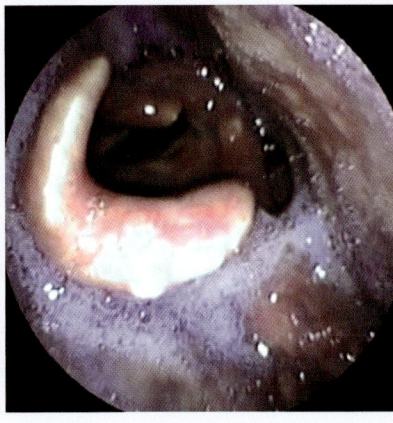

ひとロメモ

交互嚥下は，咽頭残留をウオッシュアウトするための摂食法の工夫で，咽頭に残留しやすい食塊（ゼリー食やミキサー食）と液体とを交互に嚥下するように指導する．

【内視鏡所見】
嚥下を指示する前から咽頭残留がみられる．着色水の嚥下時は，ホワイトアウトの時間が短く，嚥下後に梨状陥凹に多くの残留がみられる．
　①残留が喉頭蓋谷に多い．
　②喉頭内の残留は少ないことに注目する．

【対応】
左披裂部の内転が不安定で，経口摂取のレベルアップのため，左頸部回旋位と液体⇄咀嚼物の交互嚥下を指導した．本例では，交互嚥下と嚥下姿勢の指導で食事のレベルアップが可能であったが，咽頭残留が多い場合は，必要に応じて嚥下造影検査など専門施設への紹介を考慮する．

ポイント

残留がある場合は，咽頭にのみ残留しているか，喉頭にも侵入しているかに注目する．
①咽頭残留は，嚥下運動の出力障害
②喉頭残留は，気道防御反射の低下
を反映している．また，喉頭に残留がある場合は，気道感染のリスクが高くなる．

NOTE　●横向き交互嚥下

梨状陥凹に残留があるときには，横向きで少しうなずくように嚥下する横向き交互嚥下を試してみる．頸部を回旋して嚥下することで食道入口部静止圧が低下し回旋側の嚥下圧が上昇する．このため，横向き交互嚥下では，梨状陥凹の咽頭クリアランスの改善効果を期待できる．

Ohmae Y et al: Effects of head rotation on pharyngeal function during normal swallow. Ann oto-rhino-laryngology, 107: 344-348, 1998.

◎表3および表4は，異常所見に応じた代表的な対応策を示している．

表3 異常所見と主な対応策

異常	対処法	期待される効果
口腔内移送の障害	後屈位	重力を利用した食塊移送
早期咽頭流入	頸部前屈位	喉頭蓋谷に食塊を貯める
	食形態の工夫	食塊の流入を遅くし喉頭流入のリスク軽減
嚥下反射の惹起遅延	感覚刺激の増大 冷温刺激やサワー刺激など	刺激を強くして嚥下反射の誘発を促通
	Thermal stimulation	嚥下反射の惹起を促通
	頸部前屈位	喉頭蓋谷に食塊を貯め，嚥下反射のタイミングを調整
咽頭残留	複数回嚥下	複数回の嚥下で残留を軽減
	うなずき嚥下	食道入口部の通過量の増大
	横向き交互嚥下	左右の梨状陥凹の残留を軽減
	交互嚥下	物性のことなる食物を交互に嚥下し残留を軽減
	アンカー強調嚥下	舌根運動の補強
喉頭流入	頸部前屈位	喉頭蓋谷に食塊を貯め，喉頭流入のリスクを軽減
	息止め嚥下	喉頭閉鎖の補強
誤嚥	排痰訓練：ハッフィング法	誤嚥した食塊や喉頭に残留した食塊の排出
	呼吸パターン訓練	嚥下後に呼気で誤嚥を防止

Column ●代償的アプローチ法

現状の嚥下機能を最大限に活用して誤嚥のリスクを最小限にすることを目指した様々な工夫で，嚥下姿勢や食形態の選択が代表的な方法である．嚥下時の体位や頭位の指導は，咽喉頭腔の解剖学的な位置関係を変化させることで誤嚥のリスクを軽減する工夫で，重力の影響を考慮すると様々なバリエーションがある．頸部前屈位は，適応範囲も広く脳梗塞後や高齢者に多く見られる嚥下反射の惹起遅延に対して有用である．頸部回旋位や側臥位は，片側の喉頭・咽頭筋麻痺に効果が期待できる．咀嚼や嚥下運動の出力に見合う食塊をタイミングよく移動させることを目的としている．訓練食としてはトロミ食など粘性のある食形態が指導されることが多く，嚥下反射の惹起遅延を呈した症例に有用である．一方，嚥下圧の低下が問題となる症例では，むしろ液体のほうが訓練食として適切なこともある．

表4 嚥下運動の異常所見と主な対処法

嚥下障害の病態	対処法	期待される効果
舌運動障害	構音訓練　舌の可動域訓練	舌の功緻性と舌圧の増大
	アンカー強調嚥下	舌根運動の補強
	Tongue holding 法	咽頭後壁運動の強化
	後屈位	重力を利用した食塊移送
鼻腔閉鎖不全	ブローイング訓練	軟口蓋挙上の補強
喉頭閉鎖不全	息止め法	息止め，発声，咳嗽の訓練による喉頭閉鎖の補強
喉頭挙上障害	Mendelsohn 法	喉頭挙上時間の延長
	頭部挙上訓練（Shaker 法）	舌骨上筋群の強化による喉頭挙上の補強
	強い息止め嚥下	喉頭挙上の補強
	頸部前屈位・頰杖位	喉頭挙上位やその左右差の補正
食道入口部開大障害	頭部挙上訓練（Shaker 法）	舌骨上筋群の強化による喉頭の牽引
	食道バルーン法	食道入口部のリラクゼーションと拡張
	頸部回旋位	食道入口部静止圧の低下
	顎突出法	喉頭牽引による随意的な食道入口部の開大
喉頭麻痺・咽頭麻痺	頸部回旋位	健側の lateral food channel の活用．患側の咽頭クリアランスの改善
	側臥位・側屈位	重力を考慮した食塊移送
	息止め嚥下	喉頭閉鎖の補強

Column ●治療的アプローチ法

嚥下機能の改善を企図した訓練法で，間接訓練として実施される構音訓練や舌可動域訓練も広い意味でこの範疇にはいる．アイスマッサージなどの冷刺激は，感覚入力に対する嚥下中枢の反応を促し自発的な嚥下を引き出すことを目的としている．喉頭閉鎖不全に対する息止め嚥下法，喉頭挙上不全に対するMendelsohn 法，随意的な食道入口部開大を企図した顎突出嚥下法・Shaker 法など，特殊な嚥下法が嚥下運動の異常に応じて指導される．また，嚥下運動の開始には，舌と硬口蓋とが接触しアンカーが形成されることを意識化させるアンカー強調嚥下も有用である．

3 専門的な医療機関に紹介する

◎ 嚥下内視鏡検査で異常を認め，誤嚥防止による全身状態の改善や経口摂取の導入やレベルアップの可能性があると判断された場合は，専門の医療機関に紹介する．

> **ポイント**
> **どのような場合に専門的な医療機関に紹介するか？**
> ①嚥下運動の出力障害があり，詳細な嚥下機能評価が必要と判断した場合．
> ②専門施設でのリハビリテーションや外科的治療が必要と判断した場合．
> ③改善の可能性があるが，自施設では対応が困難と判断した場合．

> **ポイント**
> 咽頭期の嚥下運動の異常は，嚥下造影検査（VF）で確認する．VFでは，咽頭期の食道入口部の開大，咽頭収縮，喉頭挙上，舌根運動など咽頭期の運動が確認できる．また，誤嚥量やその排出能力も確認できる．

Column ●一般外来で指導するか，言語聴覚士による指導を依頼するかの分かれ道は？

言語聴覚士は，医師から，リハビリテーションの依頼の処方箋が出ると，リハビリを実施することができる．リハビリは，1単位20～30分である．したがって，一般外来で医師が嚥下指導や訓練を行うか，言語聴覚士に嚥下指導や訓練を依頼するかの分かれ目のひとつは，嚥下障害の重症度や医師の経験や覚悟に関係なく，"時間"である．言語聴覚士の嚥下指導や訓練では，最低でも1回に20分かけることができる．正常な嚥下のメカニズム，症例の症状や嚥下障害のメカニズム，訓練内容の目的や効果や目標などについて，丁寧に時間をかけて説明することができ，また実際の訓練内容については，時間をかけて実践することができる．患者や患者家族の嚥下障害への理解が深まり，訓練内容を早く正しく習得するので，訓練を円滑に効果的に進めることができる．また情報収集に十分に時間をかけることができるので，きめ細かく患者のニーズや生活スタイルに合わせた指導も可能になる．

症例10. 17歳　女性
皮膚筋炎で入院加療中．食事を開始するも誤嚥のため経口摂取の導入ができず経管栄養から離脱できない．

動画　6-10　咽頭残留への対応
—症例10—

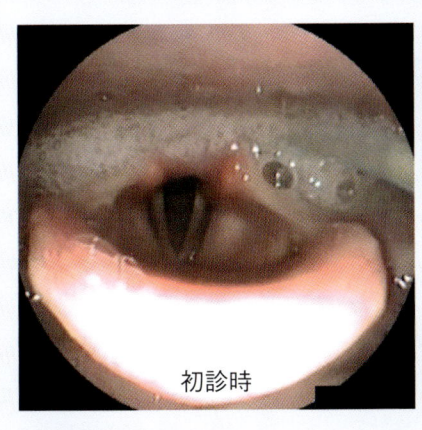

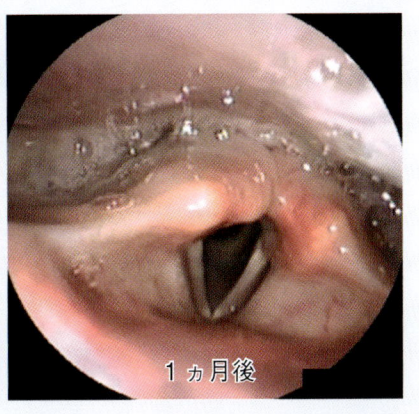

初診時　　　1ヵ月後

【内視鏡所見】
嚥下前から多量の咽頭残留がみられるが，喉頭内には残留がみられない．着色水の嚥下では，ホワイトアウトの時間が短く咽頭期の嚥下運動に高度の障害があることが予想される．

【専門的な医療機関における対応】
本例では，嚥下造影検査を実施し，舌根と咽頭後壁の接触不全，および咽頭収縮不全による嚥下圧の低下が咽頭残留の主因と判断した．このため，アンカー強調嚥下＋頸部前屈位と交互嚥下を指導した．1ヵ月後の検査では，咽頭残留が減少し，その後，経管栄養からの離脱が可能となった．

> **ポイント**
> 皮膚筋炎や重症筋無力症，パーキンソン病など，神経・筋疾患では，原疾患の病勢が嚥下状態に影響する．原疾患の治療を優先し，嚥下障害の病勢に応じて誤嚥のリスクの少ない食形態や嚥下法を指導していく．

症例11．60歳　男性
右頸部腫瘍術後の右迷走神経・舌下神経麻痺で入院加療中．経口摂取を開始するも誤嚥のためレベルアップが進まない．

動画　6-11　咽頭期の障害—左右差のある病態　—症例11—

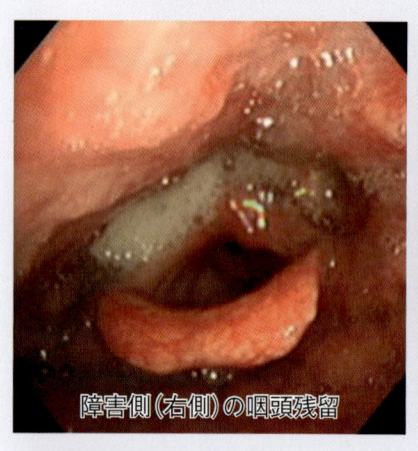

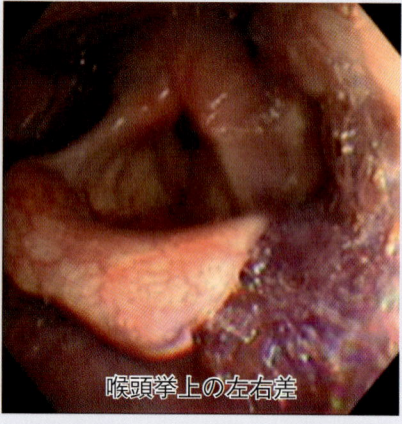

障害側（右側）の咽頭残留

喉頭挙上の左右差

> 🍀 **ひとロメモ**
> 咽頭機能に左右差がある場合は，麻痺側への頸部回旋嚥下を試してみる．

【内視鏡所見】
右迷走神経麻痺のため，右梨状陥凹への唾液残留がみられる．着色水嚥下では，嚥下反射の惹起遅延と喉頭挙上ならびに咽頭収縮の左右差（右側の障害）による咽頭残留がみられ，誤嚥のリスクとなっている．

【専門的な医療機関における対応】
食道入口部の開大不全に対して，食道バルーン法とshaker法を実施し，右頸部回旋嚥下を指導した．また，嚥下圧の改善を目指してアンカー強調嚥下をリハプログラムに取り入れた．その後，喉頭挙上術と喉頭形成術の実施を提案したが，気管切開の同意が得られず，喉頭形成術のみを実施した．

📖 NOTE ● 喉頭挙上の左右差への対応

喉頭挙上に左右差があると，挙上の悪い側を軸に喉頭が回旋するように健側に挙上し喉頭の枠組みが斜めになる．この結果，両側の食道入口部の通過が妨げられる．こうした病態では，喉頭挙上の悪い側を上方に引き上げるように下顎を患側上方にねじるように回旋させ，喉頭挙上運動の左右差を矯正して健側に食塊を誘導する嚥下法（頬杖位）の指導が有用である（**図2**）．

図2　喉頭挙上の左右差への対応

第6章　検査に基づく診療指針

症例12. 64歳　男性
喉頭癌にて喉頭水平部分切除後. 術後, 段階的な摂食訓練を実施している.

動画 6-12 喉頭水平部分切除（喉頭蓋を切除）例
―息止め嚥下の習得を目指す　―症例12―

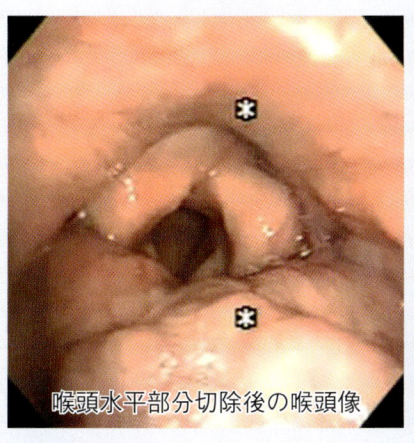

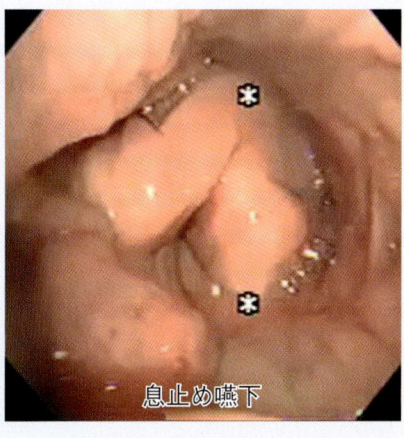

喉頭水平部分切除後の喉頭像　　　　息止め嚥下

> **ひと口メモ**
> 嚥下反射の惹起遅延や喉頭閉鎖不全による喉頭流入の予防に有用な嚥下法. 嚥下後に息を吐くことで呼吸法の調整にも役立つ.

【内視鏡所見】
喉頭水平部分切除後の着色水嚥下を収録している. 喉頭蓋が切除されているため, 咽頭に流入した食塊を貯留しておく空間がない. こうした状況では, 食塊の流入前に喉頭閉鎖を補強する息止め嚥下の習得が必要である.

【専門的な医療機関における対応】
気管切開に対して一方弁を装着し息止め嚥下法の習得を目指した. 嚥下リハを実施することで, 誤嚥することはあるが, 経口摂取の確立が可能となった.

> **ポイント**
> 頭頸部腫瘍症例では
> ①原疾患の治療で喪失した機能がある
> ②気管切開孔を有することが多い
> ③指示を理解しやすい
> ④術前から障害を予想しリハビリテーションの準備ができる
> などの特徴がある.

第6章 検査に基づく診療指針

📖 NOTE ● 息止め嚥下法（図3）

息止め嚥下法は，喉頭閉鎖を補強することで喉頭流入のリスクを軽減する嚥下法で，嚥下→呼気のパターンを習得する訓練法にもなる．応用範囲の広い嚥下法であるが，気管切開のある症例や頭頸部腫瘍術後の症例では，息止め嚥下法を中心にリハビリ訓練を実施することが多い．

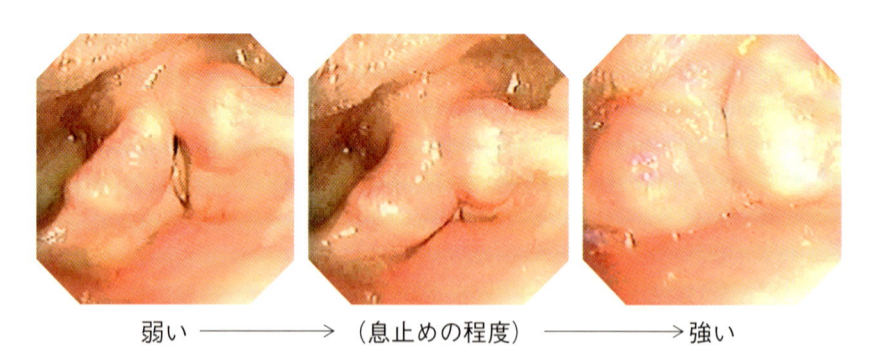

弱い ────────→ （息止めの程度） ────────→ 強い

①嚥下時の喉頭閉鎖能を補強する
②嚥下→呼気の呼吸パターンを強調する
⇒ 呼吸路→嚥下路の補強に応用範囲の広い嚥下法

図3 息止め嚥下法（Breath holding swallow）を知ろう
息止め嚥下は，
①呼吸路を嚥下路に近づける嚥下法
②呼吸法を調整する嚥下法

症例13. 64歳　男性
ワレンベルグ症候群（6ヵ月後）．リハビリ病院で嚥下訓練を実施しているが，限られた食物をお楽しみとして摂取している．経口摂取の確立ができないかとの希望で受診した．

動画　6-13　嚥下機能補強手術を実施する　―症例13―

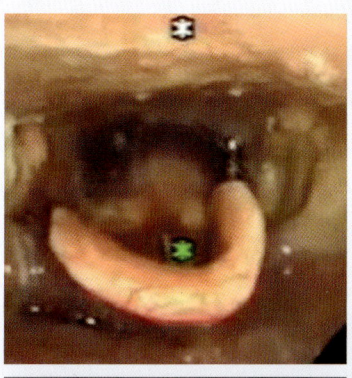

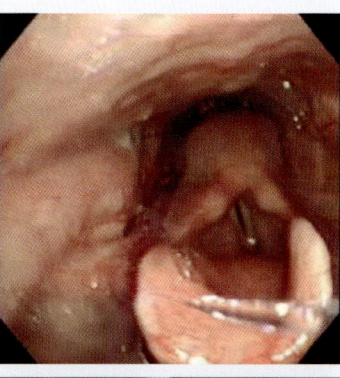

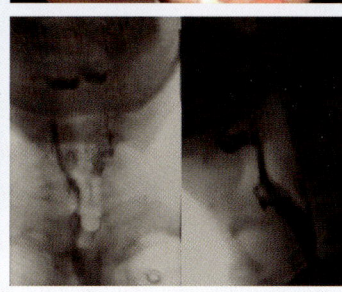

> **ひとロメモ**
> 食道入口部の開大不全に対しては，Shaker法・顎突出嚥下法による喉頭フレームの前方への牽引の補強や食道バルーン法を実施する．

> **ひとロメモ**
> リハの普及で経口摂取できる症例も増えているが，"お楽しみ"程度で止まっている症例も多い．症例によっては外科的治療の選択が，経口摂取のレベルアップに繋がる．

【内視鏡所見】
動画では，術前と術後の嚥下内視鏡像を収録している．術前の所見では，咽頭残留が多く，喉頭挙上不全（左右差）とホワイトアウトの時間が短い．嚥下造影検査（VF）では，左下咽頭への残留と，中等度の嚥下中誤嚥が確認でき，喉頭挙上不全，食道入口部開大不全，舌根運動障害がみられる．

【専門的な医療機関における対応】
保存的治療の限界があり，経口摂取のレベルアップを目指して両側輪状咽頭筋切断術と喉頭挙上術を実施した．術後，食形態の制限はあるが，3食自立した．

> **ポイント**
> 紹介先に対しては，患者や家族が何を希望し，何を目的としての紹介であるかを明記する．また，現在の摂食・嚥下状況，介護背景についての情報もできるだけ提供する．

4 「評価や治療の適応外」との判断を行う

◎ 意識レベルまたは全身状態が不良で，経口摂取を目指す段階にない．
◎ 患者および家族に経口摂取への希望や意欲がない．
◎ 咽頭期の嚥下運動が生じない，または嚥下反射の惹起が不安定．
◎ 十分に説明しても誤嚥に対するリスクの受け入れができない．

症例14．77歳　女性
脳出血急性期で入院中．
症例15．76歳　男性
慢性硬膜下出血術後で入院中．いずれも経口摂取の開始が可能かの判断．

動画　6-14　治療の適用外の判断
―症例14，15―

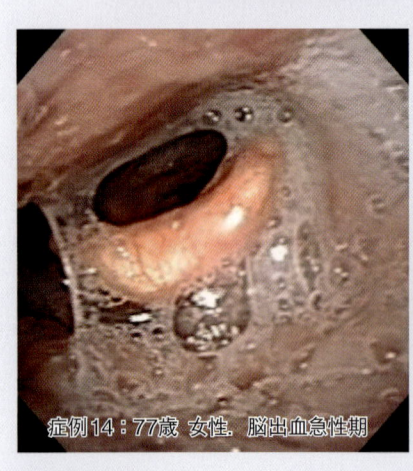

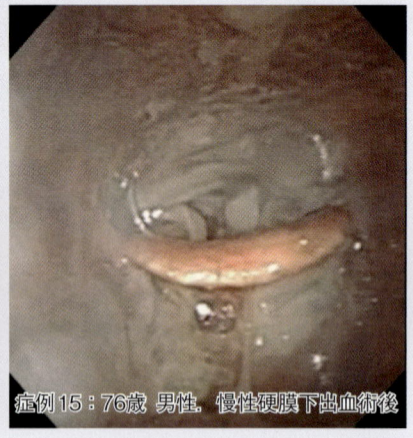

症例14：77歳 女性．脳出血急性期　　症例15：76歳 男性．慢性硬膜下出血術後

【内視鏡所見】
症例14：中咽頭に唾液が多量に残留し自発的な嚥下運動が生じない．下咽頭の残留は少なく，喉頭内にも唾液貯留がみられない．内視鏡を喉頭内に近づけると披裂部の内転と嚥下運動が生じている．反射的な嚥下運動は生じるので嚥下性肺炎のリスクは低いが，現状では経口摂取の導入困難と判断した．
症例15：咽頭や喉頭に多量の分泌物の貯留を認め，自発的に嚥下したり喀出することもない．反射的な嚥下運動でも貯留物が処理できていない．
経口摂取を考える前に気道管理と栄養管理を優先し，口腔ケアやThermal stimulationも実施する．

> **ポイント**
> 内視鏡検査では，たとえ検査食を用いた嚥下状態の評価ができなくても，気道管理状況や嚥下肺炎発症のリスクを評価できる．喉頭麻痺や喉頭浮腫の有無，咽頭残留や喉頭残留の状況は，全身管理を実施する上で重要な情報となる．全身状態や意識レベルなどの改善状況に応じて嚥下内視鏡検査を実施し再評価する．

Ⅱ 誤嚥の重症度

◎嚥下障害診療ガイドラインでは，誤嚥の有無が対応基準を判断する重要なポイントとしているが，必ずしも誤嚥が嚥下障害の重症度を反映していない．
◎誤嚥があっても嚥下性肺炎を発症することなく経口摂取できているケースもある．逆に，誤嚥がみられなくても経口摂取に難渋することもある．
◎誤嚥の重症度は，①誤嚥の病態，②誤嚥量，③誤嚥時の反射的な咳，④咳による誤嚥物の喀出，⑤感染に対する抵抗力，などから総合的に判断する．
◎誤嚥をみたときは，
　①なぜ気道に流入するか？　　（＝病態）
　②咳反射で排出できるか？　　（＝気道防御力）
　③どうすれば軽減できるか？　（＝対応）
　④経口摂取が可能か？　　　　（＝重症度）
から重症度を判断する．

動画 6-15　誤嚥発症の病態

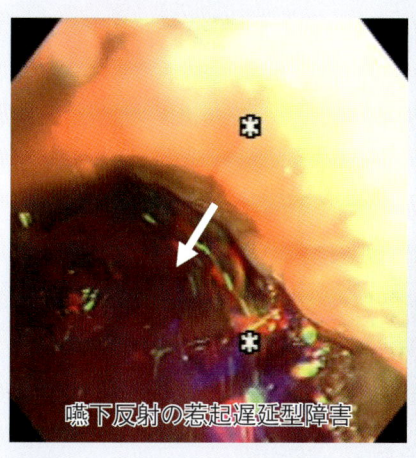

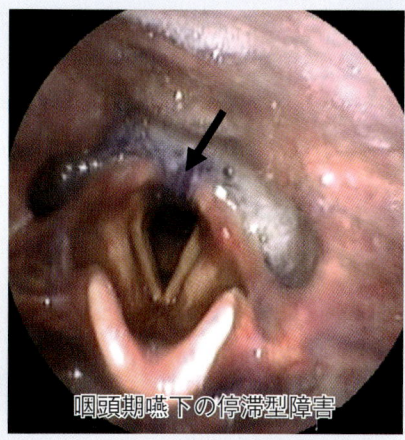

嚥下反射の惹起遅延型障害　　咽頭期嚥下の停滞型障害

動画は，2つのタイプの誤嚥像（矢印）を収録している．嚥下反射の惹起遅延は，感覚障害や中枢機構の障害を反映し，咽頭期嚥下の停滞型障害は，口腔期や咽頭期の嚥下運動の障害を反映している．

> **ポイント**
> 誤嚥の病態は，①嚥下反射の惹起が遅い，②嚥下運動が十分に生じない，の2つに大別できる．これらの病態に応じた障害の程度が誤嚥の重症度にも影響する．

74歳　男性
脳幹梗塞急性期．経口摂取の導入に難渋．

動画　6-16　気道防御反射（咳反射）の低下

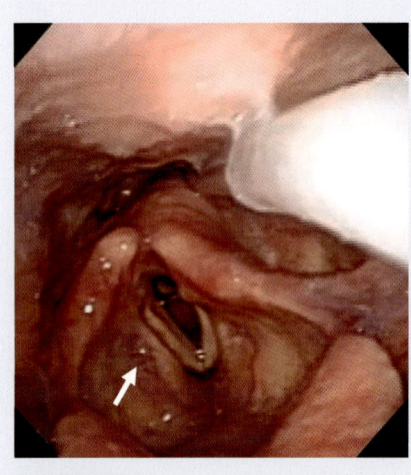

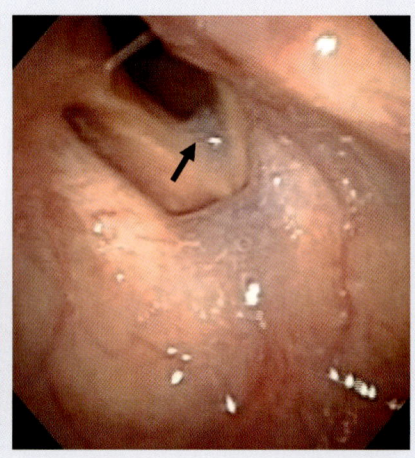

【内視鏡所見】
左喉頭麻痺と軽度の嚥下反射惹起遅延があるが，咽頭期の出力状況は良好で咽頭残留もない．しかしながら，ホワイトアウト後に着色水が喉頭内に残留し（白矢印），喀出することなく気管内に流入するのが確認できる（黒矢印）．

ポイント

一回の嚥下量が少ないと，誤嚥の病態や誤嚥の重症度を正しく評価できない．誤嚥の重症度には，気道に侵入した異物を喀出できるかどうかが影響する．誤嚥を完全に防止することは困難で，もし気道に侵入した場合は，咳反射で排出できることが必要である．誤嚥が軽度でも経口摂取に難渋する症例では，気道防御反射の状況を確認する．

```
嚥下障害の病態          Logemann の分類              平野の分類

                        嚥下前誤嚥
                       before swallow        喉頭挙上期型誤嚥
咽頭期嚥下の惹起遅延型障害
                        嚥下中誤嚥
                       during swallow         混合型誤嚥

                        嚥下後誤嚥
咽頭期嚥下の停滞型障害   after swallow         喉頭下降期型誤嚥

咽頭期嚥下の惹起不全型障害 ─────────────────── 惹起不全型誤嚥
```

図4 誤嚥の分類

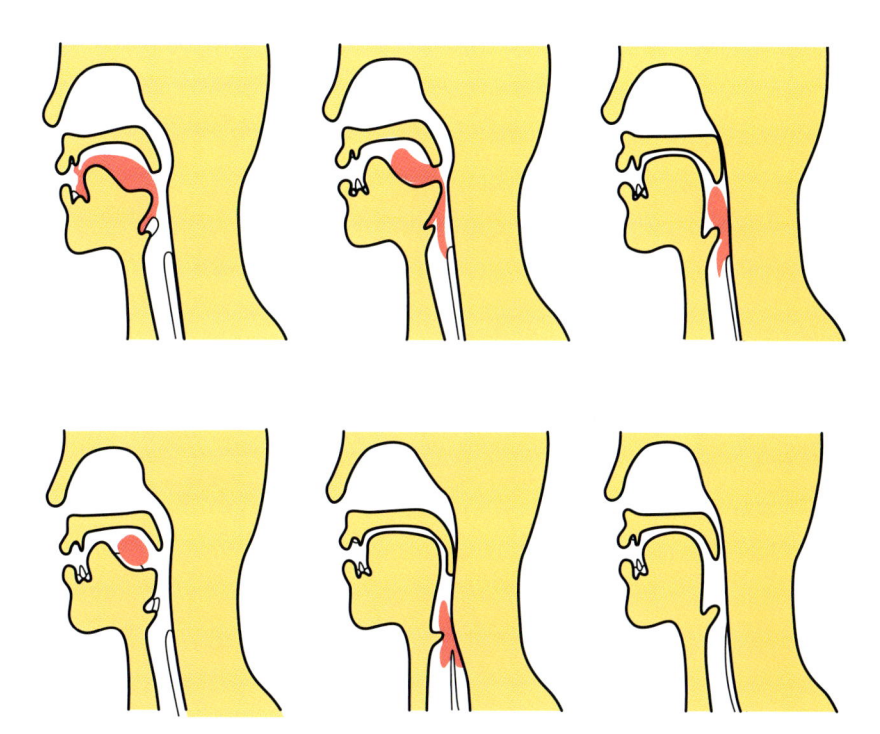

図5 誤嚥の病態

📖 NOTE ● 誤嚥を分類する

嚥下造影検査では，Logemann の分類と平野の分類が一般的に用いられる．いずれの分類も，咽頭期の嚥下運動を指標としている点で共通するが，Logemann の分類はリハビリテーション治療を，平野の分類は外科的治療を念頭に入れた立場から用語が提唱されているため，若干のニュアンスの相違がある（図4）．

誤嚥の発症する病態から，①咽頭期嚥下の惹起遅延型障害，②咽頭期嚥下の停滞型障害，③咽頭期嚥下の惹起不全型障害，に分類されることも多い（図5）．

III 嚥下障害の重症度

◎表5は，嚥下障害の重症度分類を示している．
◎藤島の分類では，嚥下障害に伴う栄養摂取の状況から10段階に，丘村の分類では，嚥下リハの関わり方から3段階に分けている．いずれの分類も，
　①段階的な経口摂取が始められるか？
　②経口摂取のレベルアップで経管栄養から離脱できるか？
が重症度を分ける分岐点となる．

表5　リハビリテーションからみた嚥下障害のグレード分類

	藤島の分類	丘村の分類	栄養摂取	嚥下リハの段階
重症	1. 嚥下困難または不能．嚥下訓練適応なし	経口摂取を禁ずる段階	経管栄養	唾液誤嚥の防止
	2. 基礎的嚥下訓練のみの適応あり			唾液誤嚥の防止，間接的訓練
	3. 条件が整えば誤嚥は減り，摂食訓練が可能			唾液誤嚥の防止，間接的訓練
中等症	4. 楽しみとしての摂食は可能	医療スタッフの管理下で嚥下リハを実施する段階	経口＋経管栄養	唾液誤嚥の防止，間接的訓練，直接的訓練
	5. 一部（1〜2食）経口摂取			唾液誤嚥の防止，間接的訓練，直接的訓練
	6. 3食経口摂取＋補助栄養			唾液誤嚥の防止，間接的訓練，直接的訓練
軽症	7. 嚥下食で，3食ともに経口摂取	嚥下指導や適切な食形態を指導する段階	経口のみ	唾液誤嚥の防止，間接的訓練，直接的訓練，経管離脱
	8. 特別に嚥下しにくい食品を除き，3食経口摂取			唾液誤嚥の防止，間接的訓練，直接的訓練，経管離脱
	9. 常食の経口摂取可能，臨床的観察と指導を要する			唾液誤嚥の防止，間接的訓練，直接的訓練，経管離脱
正常	10. 正常の摂食嚥下能力			

1 段階的な経口摂取を開始できるか？

◎ 外来では，経管栄養中の症例で，"経口摂取できるかどうか？ どのような食事にしたらよいか？"の判断を求められるケースもある．
◎ **表6**は，段階的な経口摂取を開始する判断基準を示している．
◎ 段階的な経口摂取を始めるには，誤嚥の有無に関わらず，嚥下反射が生じることが必須である．嚥下反射が生じない，またはきわめて不安定な場合は，経口摂取導入の対象とならない．この場合は，気道管理や栄養管理を優先する．
◎ 嚥下反射が生じる場合は，その反射のタイミングや嚥下運動の出力障害の程度（誤嚥を防止し食塊を搬送する能力）を評価する．

表6　経口摂取導入を開始する判断基準

①意識障害が，JCS（japan coma scale）で1桁台

②摂食に対する意欲がある

③意志の疎通がはかれる

④全身状態が安定している

⑤座位の保持（補助による体位の保持を含めて）が可能である

⑥自力で咳ができる

⑦嚥下運動が生じる

Column ●Refeeding 症候群

低栄養状態期間が長期に及ぶと一種の飢餓状態となり，飢餓状態で急速に栄養を投与すると，Refeeding（再栄養）症候群は低P血症などで"突然死"をきたす場合があるので注意する．

Column ●胃ろう造設

胃ろうは，経口摂取が長期間（4～6週間以上）期待できず，経管栄養管理を行う場合が適応とされている．胃ろうにより食物誤嚥は防げるが，唾液誤嚥は防げないので，唾液誤嚥による肺炎も防げない．近年，寝たきりの老衰例や，認知症例には，否定的な意見が多くなってきている．

動画 6-17 内視鏡検査から経口摂取困難と判断した症例

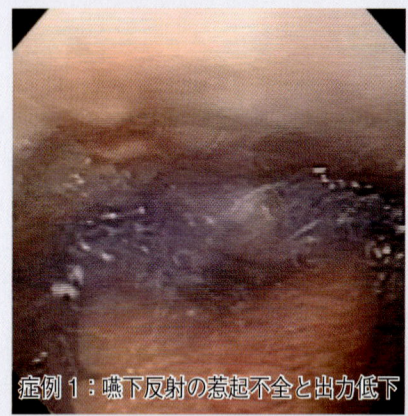

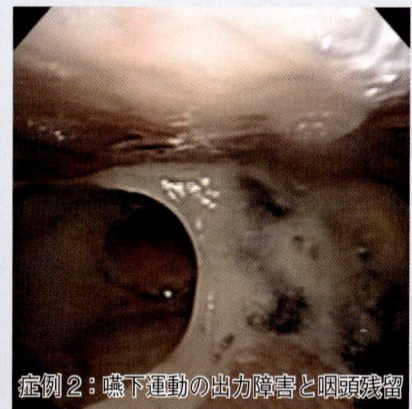

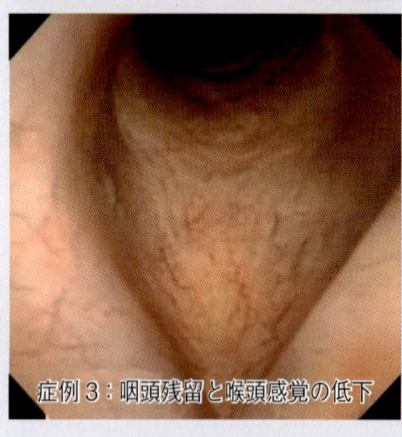

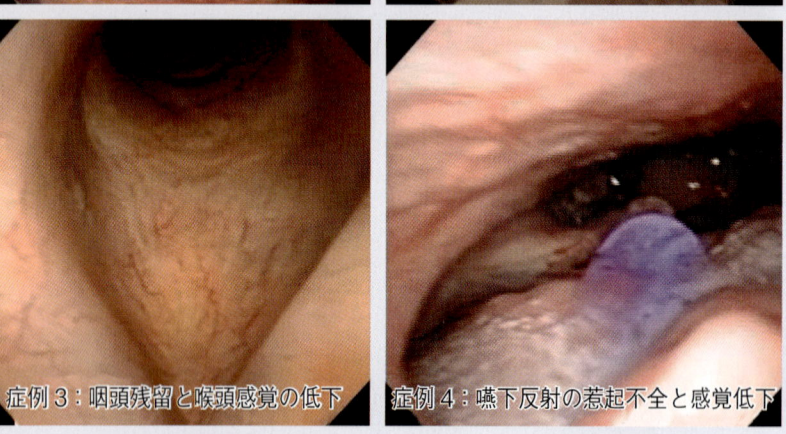

症例1：嚥下反射の惹起不全と出力低下
症例2：嚥下運動の出力障害と咽頭残留
症例3：咽頭残留と喉頭感覚の低下
症例4：嚥下反射の惹起不全と感覚低下

動画は，経管栄養中症例で経口摂取の判断を求められた4症例の内視鏡像を収録している．いずれも現状では経口摂取困難と判断したが，その根拠となった特徴的な所見を示している．

ポイント
反復唾液飲み検査や水飲み検査は，誤嚥をスクリーニングする簡易検査である．簡易検査から段階的な経口摂取導入の開始を判断する症例も多い．しかしながら，判断に迷うケースや経口摂取がうまく進まないケースでは，内視鏡検査が役にたつ．

2 経口摂取のレベルアップを目指す

◎ 内視鏡検査は，さまざまな検査食を用いて簡便に嚥下状況を確認できる．このため，摂食状況などから誤嚥をスクリーニングし，必要に応じてVEで誤嚥の防止と経口摂取のレベルアップを目指していく．
◎ 代償的アプローチや環境改善的アプローチで問題を解決できることも多い．
◎ VEでは，誤嚥や咽頭残留の有無に留意して嚥下状態を観察し，嚥下動態の異常に応じて誤嚥や咽頭残留を減らすアプローチ法を実施する．

Column ●嘔吐後の肺炎

嘔吐後に嚥下性肺炎を発症することがある．この理由は嘔吐直後は必ず吸気になるので，口腔内に残っている吐物を誤嚥するからである．したがって，経管栄養中であっても，逆流や嘔吐に注意する．また胃食道逆流症が疑われる場合には，寝る前数時間は経口摂取を控えさせ，睡眠時は頭を低くしないなど，胃食道逆流症への対応をする．

Column ●頸部前屈位と顎引き位の違い

教科書にある「chin down」で，どのような頭位を連想しますか？ 顎を引く姿勢（顎引き位）では，かえって飲みにくくなります．頸部前屈位は，下位頸椎を軸にしておへそを向くように指導する姿勢です．このさい，頸部に緊張がかかっていると望ましくありません．頸部前屈位では，食塊が喉頭蓋谷に貯留しやすく，円滑な喉頭挙上運動を引き出しやすくなります．

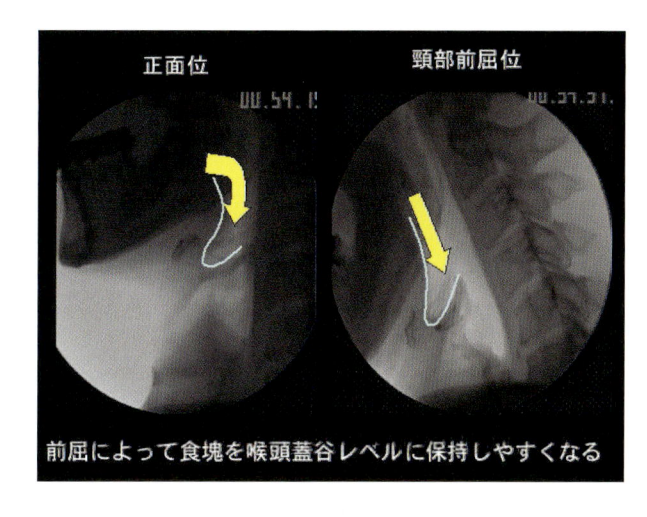

前屈によって食塊を喉頭蓋谷レベルに保持しやすくなる

Column ● 嚥下内視鏡検査（VE）における兵頭スコアの有用性

1. 兵頭スコアによる嚥下評価法

VEで嚥下機能を評価するには，兵頭らの方法[1]が有用である．通常は坐位で施行するが，自力での体幹保持困難例ではリクライニング位（背上げ角度）60度で行う．着色水3mlをいったん口腔内に含ませた後，嚥下を指示し，嚥下前後の咽頭および喉頭の内視鏡所見を観察する．具体的には，①喉頭蓋谷や梨状陥凹の唾液貯留，②声門閉鎖反射や咳反射の惹起性，③嚥下反射の惹起性，④着色水嚥下による咽頭クリアランス，の各項目をそれぞれ0〜3点までの4段階で評価し，①〜④までの合計点数で，嚥下機能を評価する．評価に迷った場合には，悪いほうの点数をつけて合計する．4点以下は，経口摂取はおおむね問題なし．5〜8点は，経口摂取は可能だが誤嚥のリスクがあり，食事内容の制限や，気道管理，補助栄養法の併用などが必要である．9点以上は経口摂取困難と判断する．意識レベルや認知症の評価は，別途に考慮する必要がある（p91 嚥下内視鏡スコア用紙）．嚥下障害で受診する症例の約半数は気管支炎や肺炎を合併しているので[2]，検査時に多量の痰や黄色粘性痰が喀出された場合には，去痰薬や気管支拡張薬，抗菌薬の投与が必要である．可能であればゼリーやプリンなど，ペースト状や半固形の食物を食べてもらい，食形態別の嚥下動態や適正な姿勢での嚥下機能も評価する．また，必ず録画し，再評価する．詳しくは文献[1,3]を参照されたい．

検査中に誤嚥したことが検査中にわからない場合があるので，検査後は上半身をなるべく水平に倒して十分に咳をさせて喀出させると誤嚥の有無の確認が可能であり，検査後の肺炎発症も防止できる．未熟な操作でのVE検査では，正しい嚥下機能は評価できない．

2. 軽症例のVE所見（兵頭スコア4点以下の症例）

●兵頭スコア：①軽度唾液貯留：1点，②反射は惹起されるが弱い：1点，③着色水が喉頭蓋谷に達するのが観察できる：1点，④着色水残留が軽度あるが2〜3回の空嚥下でwash outされる：1点．合計：4点．

●対応：

経口摂取はおおむね問題なく行えるが，ときにムセを認める症例や，ムセを自覚しなくても食後に痰が増える例である．このような症例は"嚥下指導"[4,5]が中心となる．避けるべき食事内容としては，粘りの強い餅，おにぎり，寿司，パサパサしたもの，バラバラになるもの，色々な食形態が混在したもの，ツルッとしたコンニャクや里芋，刺激のある酢のもの，咀嚼しづらいステーキや鳥のから揚げなどの肉塊などである．またテレビを観ながらの"ながら食い"や"早食い"や"丸飲み"は良くない．意識して飲み込む，下部頚椎から曲げる"頚部前屈下の嚥下"や，一口量は少なめに，複数回の嚥下，ムセたら十分に咳をして出すことなどを指導する．家族が嚥下中に"話しかける"のも止めさせる．喉頭挙上訓練として，シャキア訓練，嚥下おでこ体操[6]，頚部等尺性収縮手技[7]等の指導も有用である．呼吸排痰訓練としてのハフィングや発声訓練，歌唱，カラオケなどを推奨し，全身の運動として散歩等も推奨する．

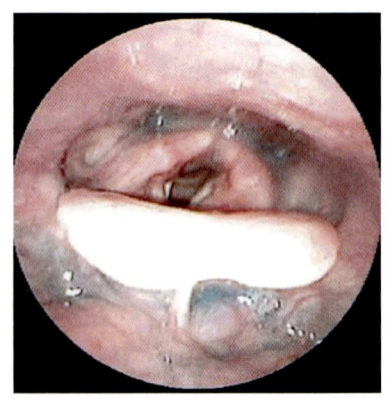

軽症例のVE所見

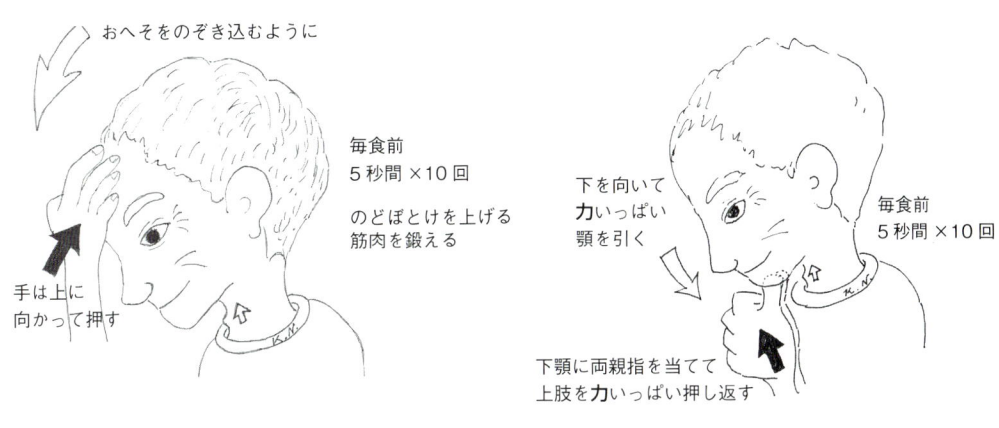

嚥下おでこ体操[5,6]

おへそをのぞき込むように

手は上に向かって押す

毎食前
5秒間×10回

のどぼとけを上げる筋肉を鍛える

頸部等尺性収縮手技（持ち上げ体操）[5,7]

下を向いて力いっぱい顎を引く

下顎に両親指を当てて上肢を力いっぱい押し返す

毎食前
5秒間×10回

3. 中等症例のVE所見（兵頭スコア5～8点の症例）

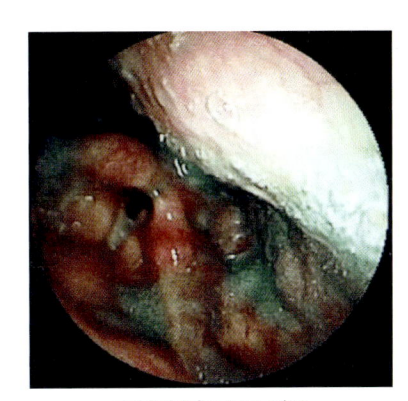

診断法としては嚥下造影検査（VF）かVEが推奨される．

●兵頭スコア：①中等度の唾液貯留があるが喉頭腔への流入はない：2点，②反射は惹起されるが弱い：1点，③着色水が梨状陥凹に達するのが観察できる：2点，④着色水残留があり複数回嚥下を行ってもwash outされない：2点．合計：7点．

●対応：

経口摂取はある程度は可能だが誤嚥のリスクがあり，食事内容の制限，肺炎や気管支炎に対する気道管理，補助栄養法などが必要な症例である．前記の軽症例に対する嚥下指導に以下の項目を追加する．まずVFかVEによる画像診断を行い，個々の症例に合った誤嚥のリスクを減らせる食形態，硬さ，付着性，凝集性などに留意し，液体には増粘剤を使用して薄いトロミ濃度（フレンチドレッシング状かトンカツソース状）か，中間のトロミ濃度（ポタージュ状か，ヨーグルト状）になるように指導する．食形態の指示は嚥下食ピラミッド（p.39）を参考にすると良い．全粥L4かミキサー食L3を指導するが，嚥下機能によってはゼリー寄せL2や，ヨーグルトL2，プリンL1を指導する場合もある．全粥の離水で誤嚥する場合は，酵素粥（ソフトアップ粥®・スベラカーゼ粥®）が良い．また，食形態の指導も含めて栄養士に相談すると良い．痰が多い場合には去痰薬や気管支拡張薬の投与と，発熱や咳や膿性痰がある場合には抗菌薬の投与も考慮する．嚥下指導として，"息こらえ嚥下"，"複数回嚥下"，"交互嚥下"を指導し，全身状態が落ち着いていれば，シャキア訓練，嚥下おでこ体操，頸部等尺性収縮手技なども有用であるが，嚥下指導と嚥下リハビリテーションは言語聴覚士に依頼すると良い．また誤嚥のリスクを減らす食事姿勢として頸部前屈，頸部回旋，リクライニング位60～90度（背上げ角度・体幹角度調整）もVFにて検討する．さらに口腔ケアの患者指導は，看護士と歯科衛生士に依頼する．呼吸排痰訓練は理学療法士に依頼すると良い．BMI指数で18.5未満の体重減少を認める場合には，栄養士に栄養管理を依頼する．

中等症例のVE所見

4. 重症例の VE 所見（兵頭スコア 9 点以上の症例）

●**兵頭スコア**：①中等度の唾液貯留があるが喉頭腔への流入はない：2 点，②反射は惹起されないことがある：2 点，③着色水が梨状陥凹に達するのが観察できる：2 点，④着色水残留が高度で喉頭腔内に流入する：3 点．合計：9 点．経口摂取は困難，または不可．多くの症例は，誤嚥性肺炎または誤嚥性気管支炎を発症している．

●**対応**：

経口摂取は困難か不可な症例である．重症例は，肺炎と栄養障害で生命の危機に瀕しているので，基本的には専門病院を紹介する．その具体的な対応は，嚥下性肺炎と窒息の管理を最優先して，抗菌薬と去痰薬を投与し，食物誤嚥に対して禁食を考慮する場合には入院管理が必要になるが，食形態や姿勢調整で経口摂取を続けることができる症例もまれにある．多くの症例は低栄養状態であり，主治医と栄養士が中心となり栄養管理を行う．経口摂取可能かどうか，また食形態や姿勢を決めるには，VF か VE による画像診断が必須となる．経口摂取可能であれば，ゼリー L0 か，プリン L1 か，ヨーグルト L2 であり，液体には濃いトロミの使用を指導する．さらに誤嚥のリスクを減らす食事姿勢として頸部前屈，頸部回旋，リクライニング位 30〜45 度（背上げ角度・体幹角度調整）も検討する．経口摂取が無理な場合は，禁食にて経管栄養を考慮する．経管栄養と経口摂取を併用できる場合もある．

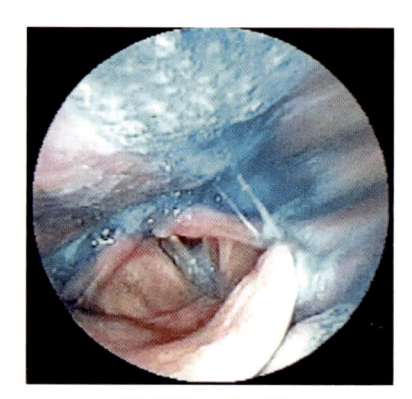

重症例の VE 所見

●**文献**

1) 兵頭政光, 西窪加緒里, 弘瀬かほり：嚥下内視鏡検査におけるスコア評価基準（試案）の作成とその臨床的意義. 日耳鼻, 113：670-678, 2010.
2) 西山耕一郎, 廣瀬裕介, 粉川将治, 他：診療所における嚥下障害患者紹介例の検討. 日本嚥下医学, 1：68-76, 2012.
3) 日本耳鼻咽喉科学会 編：嚥下内視鏡検査. 嚥下障害診療ガイドライン—耳鼻咽喉科外来における対応—. 金原出版, 東京, 2012, pp39-41.
4) 西山耕一郎, 永井浩巳, 臼井大祐, 他：嚥下障害に対する外来での対応法の試み. 日耳鼻, 113：587-592, 2010.
5) 西山耕一郎：高齢者の嚥下障害診療メソッド. 中外医学社, 東京, 2014.
6) 杉浦淳子, 藤本保志, 安藤 篤, 他：頭頸部腫瘍術後の喉頭挙上不良を伴う嚥下障害例に対する徒手的頸部筋力増強訓練の効果. 日摂食嚥下リハ会誌, 12（1）：69-74, 2008.
7) 岩田義弘, 寺島万成, 長島圭士郎, 他：高齢者に対する頸部等尺性収縮手技（chin push-pull maneuver）による嚥下訓練—自己実施訓練の効果—. 耳鼻と臨床, 56（Suppl. 2）：S195-201, 2010.

嚥下内視鏡スコア用紙

名前：＿＿＿＿＿＿　性別：男・女　年齢：＿＿＿＿　傾眠：認知：軽・中・重　　検査日：＿＿＿＿＿
疾患：＿＿＿＿＿　身長：＿＿＿＿　体重：＿＿＿＿　BMI：＿＿＿＿　1年間体重減少：＿＿＿＿
体温：＿＿＿＿℃　　独歩介助・杖・車椅子
WBC（左方）＿＿＿＿　CRP：＿＿＿＿　Alb：＿＿＿＿　プレアルブミン：＿＿＿＿　痰：＿＿＿＿　食後痰：＿＿＿＿
食事時間：＿＿＿＿分　肺炎：＿＿＿＿回
栄養：PEG, NG, IVH：L0 ゼリー, L1 プリン, L2 ヨーグルト, L3 ペースト・酵素粥, L4 全粥, L5 常食：90, 60, 45, 30
経過：＿＿＿＿＿＿＿＿＿＿＿＿＿＿＿＿＿＿＿＿＿＿

着色水：液体（トロミ）：3（5）ml

①喉頭蓋谷や梨状陥凹の唾液貯留
　0：唾液貯留がない
　1：軽度唾液貯留あり
　2：中等度の唾液貯留があるが喉頭腔への流入はない
　3：唾液貯留が高度で吸気時に喉頭腔へ流入する
②声門閉鎖反射や咳反射の惹起性
　0：喉頭蓋や披裂部に少し触れるだけで容易に反射が惹起される
　1：反射は惹起されるが弱い
　2：反射が惹起されないことがある
　3：反射の惹起が極めて不良
③嚥下反射の惹起性
　0：着色水の咽頭流入がわずかに観察できるのみ
　1：着色水が喉頭蓋谷に達するのが観察できる
　2：着色水が梨状陥凹に達するのが観察できる
　3：着色水が梨状陥凹に達してもしばらくは嚥下反射が起きない
④着色水嚥下による咽頭クリアランス
　0：嚥下後に着色水残留なし
　1：着色水残留が軽度あるが2～3回の空嚥下で wash out される
　2：着色水残留があり複数回嚥下を行っても wash out されない
　3：着色水残留が高度で喉頭腔に流入する

誤嚥：なし・軽度・高度　　随伴所見：鼻咽腔閉鎖不全・早期咽頭流入・声帯麻痺 MPT　　秒　喉頭挙上

4点以下：経口摂取はおおむね問題なく行える
5～8点：経口摂取は可能だが誤嚥のリスクがあり，食事内容の制限・気道管理・補助栄養の併用などが必要
9点以上：経口摂取は困難・不可　　☆意識レベルや認知機能は別途考慮する必要あり

誤嚥種類：食物・唾液・逆流誤嚥　　**障害部位**：認知期・準備期・口腔期・咽頭期・食道期
栄養：PEG, NG, IVH：L0 ゼリー, L1 プリン, L2 ヨーグルト, L3 ペースト・酵素粥, L4 全粥, L5 常食
トロミ：薄，中，濃　空嚥下，意識，発声訓練，ブローイング，吹き戻し，ハフィング，すぼめ，アンカー，舌突出
姿勢：頸部前屈・90, 60, 45, 30・一口量，複数回，交互，頸部回旋（右左）息こらえ，バルーン法
口腔ケア，虫歯，義歯調整，メンデルソン，シャキア，嚥下おでこ体操，頸部等尺性収縮手技

兵頭政光，西窪加緒里，弘瀬かほり：嚥下内視鏡検査におけるスコア評価基準（試案）の作成とその臨床的意義．日耳鼻，113：670-678, 2010 より改変

リハビリテーション

第7章

　リハの詳細は本書の主旨ではない．詳細かつ具体的なリハの考え方と手技については多種出版されている教科書を参照されたい．本章では，基本的な事項と，基本的・代表的な訓練手技の紹介にとどめる．なお，すでに他の章でも嚥下訓練について述べられているので，適時参照されたい．

◎嚥下リハビリテーション（以下リハ）とは，障害された嚥下機能を取り戻すことで，基本的には食べる機能の再獲得を指し，患者・障害者のQOLの向上を目指す．

◎リハの方法としては経口摂取のない（食物を用いない）間接訓練と経口摂取を伴う（食物を用いる）直接訓練があり，そのアプローチの方法としては①治療的アプローチ，②代償的アプローチ，③環境整備などがある．なお，嚥下障害に対する観血的アプローチ（外科手術）の後にもリハを行うこともある（第1章 p.10参照）．

◎リハでの最重要点は安全第一である．

> **ポイント**
> **リハを円滑かつ効果的に進めるには**
> ①適応のある訓練・アプローチを組み合わせる．
> ②訓練方針の決定にあたっては，無理のないゴール設定をする．
> ③安全に段階的にリハビリを進める．

ひと口メモ
喉頭感覚が良く，せき反射のある患者でなければ，むせは誤嚥のサインにはならない．VEでは，喉頭感覚とせき反射の有無は必ずチェックしてもらってから訓練に入る．

◎適応については，ひとつは病態に対する医学的な適応を，もうひとつは社会環境などに対する適応を考える．病態に対する医学的な適応とは，患者の全身状態や原疾患や嚥下障害などについての医学的所見と検査などによる情報と評価と診断に基づいて，嚥下障害という問題の解決に貢献できると合理的に説明できるということである．社会環境などに対する適応があるとは，患者本人や家族のニーズに対応し，嚥下障害に対する理解と訓練

に対する同意があり，さらにはリハを進めるにあたってのマンパワーの量などに対応して，現実的に安全に継続的なリハの実施が可能ということである（図1）.
◎ リハを開始する以前の問題として，唾液誤嚥による肺炎のリスクを減らし，口腔内の感覚を減退させないためにも，口腔ケアは必須である．また，経口だけでは（いろいろな工夫をしても）十分な栄養と水分が摂取できないときには，非経口で必要な栄養と水分の補給が確保されていることが重要である．
◎ 訓練が始まったら全身状態をチェックする．
　①発熱
　②炎症反応
　③呼吸状態
　④咳や痰の量
　⑤声の音質の変化
　⑥意欲・精神状態　など

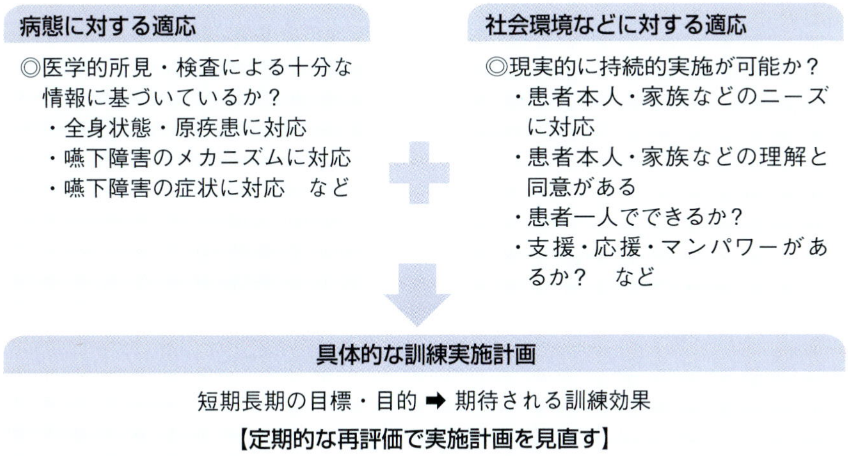

病態に対する適応
◎ 医学的所見・検査による十分な情報に基づいているか？
　・全身状態・原疾患に対応
　・嚥下障害のメカニズムに対応
　・嚥下障害の症状に対応　など

社会環境などに対する適応
◎ 現実的に持続的実施が可能か？
　・患者本人・家族などのニーズに対応
　・患者本人・家族などの理解と同意がある
　・患者一人でできるか？
　・支援・応援・マンパワーがあるか？　など

具体的な訓練実施計画
短期長期の目標・目的 ➡ 期待される訓練効果
【定期的な再評価で実施計画を見直す】

図1　訓練の適応

1 間接訓練：食物を用いずに行う訓練（表1）

> **ひとロメモ**
> 間接訓練の前に，そのつど口腔ケアをする．口腔ケアにより，覚醒を促し，唾液誤嚥による肺炎のリスクを軽減し，口腔内を清浄にすることで口腔内の感覚を正常に近づける．義歯などがあれば装着する．

1. 目的

◎ 摂食・嚥下に関与する器官の働きを改善させる．嚥下法の習得をする．

2. 訓練の導入

①経口摂取せずに単独で実施する．
②直接訓練と平行して行う．
③食事の前に準備運動として行う．

第7章 リハビリテーション

2 直接訓練：食物を用いる訓練（表2）

1. 目　的

◎摂食・嚥下機能を高めながら，誤嚥のリスクを回避し，残存能力を有効に活用して経口摂取を進めていく．

2. アプローチの仕方の例

①食事に集中できる環境を整える
②姿勢・体位を調整する
③食物形態を調整する
④一口量を調整する
⑤食器や食具を工夫する
⑥介助や摂取法を工夫する
⑦嚥下方法を選択し習得・実施する

3. 直接訓練を始める前にチェックする患者の状態

①意識レベル（意識清明か？）
②適切な栄養水分管理
③口腔ケア（口腔内が清潔で義歯が適合しているか？）
④全身状態が安定しているか？
⑤排痰（随意で咳をして痰の喀出が可能か？）
⑥随意嚥下が可能か？
⑦姿勢保持（30分以上の座位保持可能が望ましい）

> **ポイント**
> **直接訓練を始めるにあたって**
> ①直接訓練開始の前には必ず家族と本人の同意を得る．特に誤嚥・窒息・全身状態の悪化などのリスクについては十分な説明をする．
> ②安全な摂食・嚥下法を習得し，安全に経口摂取を進めることが目標であり，食物を多く，早く摂取することが目的ではないことを患者や家族に説明する．

表1 間接訓練の例

訓練例	方法	目的・効果
嚥下体操	①頸部・肩・頬・舌の運動 ②発声構音の練習 ③深呼吸をする（運動の方法によって，嚥下に必要な筋肉のストレッチや増強の機能訓練として，また食事前のウォーミングアップとして実施する）	嚥下機能の全般を向上する
のどのアイスマッサージ	アイス棒でK-point（図2）や軟口蓋（図3）などをやさしく触れる．アイス棒を口から出し，空嚥下を促す	嚥下反射を誘発する
K-point 刺激法	口角の隙間から綿棒や細いスプーンを入れ，綿棒やスプーンの角などでK-pointを刺激する	咬反射のために開口できない人の開口を促し，咀嚼運動や嚥下反射を誘発する
頭部挙上訓練 （Shaker excercise）	仰臥位の姿勢で肩が浮かないようにして，頭部のみ挙上しつま先をみる．(1)頭部挙上姿勢を1分間保持，その後1分間安静を3回繰り返す．(2)1秒間隔で頭部を上げ下げする動作を30回繰り返す	喉頭挙上筋群の筋力増強が目的で，食道入口部の開大不全，舌骨上筋群の筋力低下による喉頭挙上不全，それによる咽頭残留と残留物による誤嚥を改善する
舌突出嚥下訓練 （Masako's maneuver）	舌を前に突出したまま嚥下する．または舌を突出させて，軽く前歯ではさんだまま嚥下する	舌を突出させると，舌根部が前方に移動する．その状態で嚥下することで咽頭後壁の運動が代償的に強化される．舌根後方運動を十分に強化できないときに，咽頭後壁の運動強化により，舌根部と咽頭後壁の接触を補強することで嚥下圧を高める

注：第6章 p.72 表3，p.73 表4を参照

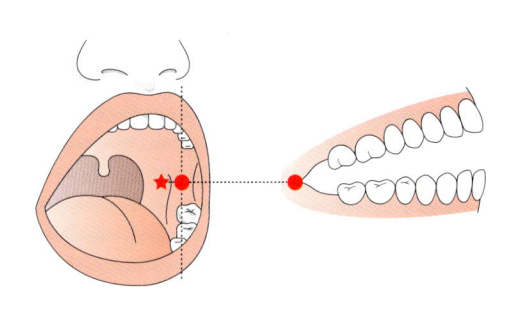

図2 K-point の位置
上下の歯をかみ合わせたときの頂点●の内側，隆起部を下りたあたりの★部分

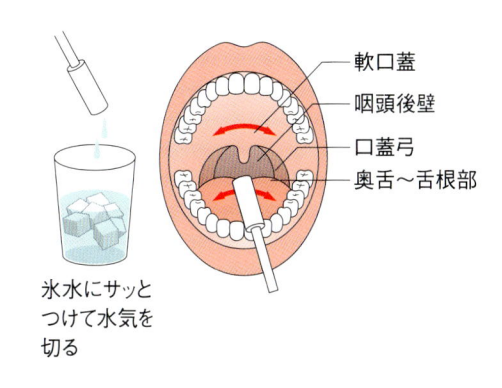

図3 のどのアイスマッサージ

軟口蓋
咽頭後壁
口蓋弓
奥舌〜舌根部

氷水にサッとつけて水気を切る

聖隷三方原病院嚥下チーム：嚥下障害ポケットマニュアル 第2版．医歯薬出版，2003 より一部改変

表2 直接訓練の例：嚥下姿勢と嚥下法の例

姿勢・嚥下法	方法	目的・効果
頸部前屈位	下位頸椎を軸にして，頸部を前屈する．顎をひきすぎないように注意する	咽頭と気管に角度がつくことで，誤嚥しにくくなる．また喉頭入口部を狭くし，またいったん喉頭蓋谷に食塊を貯留するので，嚥下惹起遅延による，嚥下前の喉頭流入が起きにくくなる
頸部回旋位	頸椎を軸にして，横を向くように頸部を回旋させて，飲み込む．片麻痺のある時には麻痺側に回旋させる	回旋したのと反対側の梨状陥凹を経由して食道に流入しやすくなる（p.93 Column 頸部回旋嚥下参照）．咽頭や喉頭の麻痺の時に，有効である
嚥下の意識化	飲食物と，嚥下そのものに集中して，意識して飲み込む	意識を集中することで誤嚥を防ぐ
複数回嚥下	一口食べた後に2〜3回，空での飲み込みを行う	咽頭に残った飲食物を取り除く
交互嚥下	ゼリー（少量の水やゼラチンゼリー）とそれ以外のおかずを交互に食べる	咽頭に残った食物を水やゼリーで取り除く
息止め嚥下	大きく息を吸って息を止めてから飲み込み，その後咳をする（息を勢いよく吐く）．息の止め方の強さについては，第6章 p.78 参照	喉頭閉鎖を補強し，誤嚥を予防し，咽頭や喉頭に残った食物を喀出する
アンカー強調嚥下	舌先端部〜前方で硬口蓋を強く押しながら飲み込む．嚥下後もすぐに舌背と硬口蓋を離さないようにするとMendelsohn法に準じた効果も期待できる（第6章 p.70 参照）	アンカー機能を強くすることで，舌根後方運動を強くし，咽頭後壁との接触を促進し，十分な嚥下圧を得る
Mendelsohn法	嚥下運動の際に喉頭が挙上することを意識させ，喉頭挙上位の停留時間を長くするように指導する．具体的には①嚥下中から嚥下後に舌や咽頭の力を抜かないように，また「ゴックウ〜〜ン」の「クウ〜」を強く長くなるように意識して飲むように指導する．②訓練・介助者（または本人のことも）が，嚥下のタイミングに合わせて，用手的に喉頭挙上を介助し，喉頭挙上時の停留時間を延長させる	喉頭挙上を補強することで，食道入口部開大を促す
頸部突出法	頸部を前屈して顎を前に突き出すと同時に嚥下する	輪状咽頭筋切除術後例に対し，頸部を突出することで機械的に梨状窩および食道入口部が開大する．手術例以外でも効果があることがある

注：第6章 p.72 表3，p.73 表4 を参照

NOTE ● VE を用いたバイオフィードバック訓練

嚥下姿勢や嚥下法の指導による嚥下状態の変化を実際の食品を用いてリアルタイムに確認できる．このため，誤嚥や咽頭残留を防止しやすい嚥下法などを，患者や介護者に即座に指導することができる．

実際にモニター画面を供覧しながら，食形態や嚥下姿勢の指導による効果を確認したり，息止め嚥下法や Mendelsohn 法などの特殊な嚥下法を体得するさいのバイオフィードバックトレーニングに応用できる．

Column ●息止め嚥下や Mendelsohn 法の導入には注意が必要

息止め嚥下や Mendelsohn 法は，治療的アプローチ法として有用である．しかしながら，これらの手法は，血圧の上昇など循環動態に悪影響を及ぼすリスクがある．このため，脳血管症や高血圧症などが背景にある症例では，その導入に注意する必要がある．

Column ●頸部回旋嚥下

頸部回旋位での嚥下は，嚥下運動に左右差がある症例に対して指導する．通常は，麻痺側に頸部を回旋することで，健側の機能を最大限に活用することを目的としている．Wallenberg 症候群に代表される球麻痺や頭頸部腫瘍の治療後などは，左右差を生じる嚥下障害の原因疾患で，頸部回旋嚥下を実施する機会も多い．

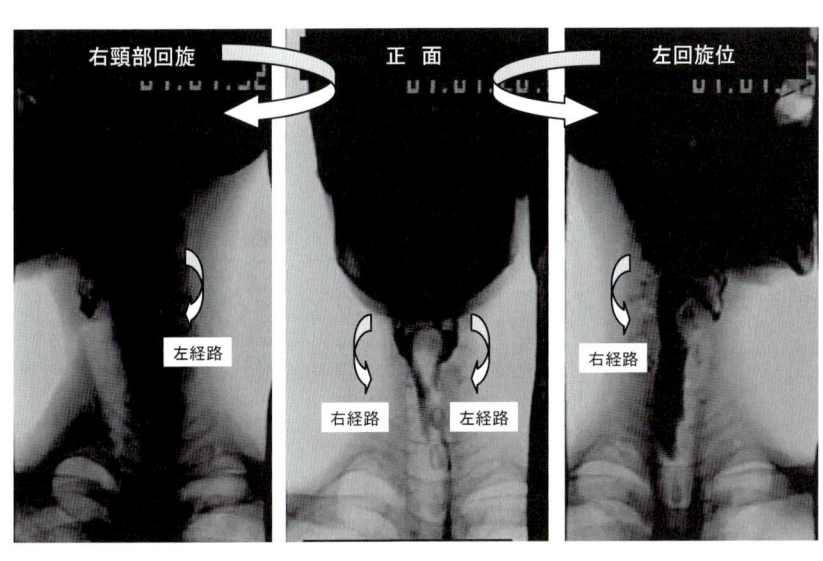

参考文献

1　参考書籍

1. 総　論

1) Logemann, JA：Evaluation and treatment of swallowing disorders（2nd ed.）. Austin, 1998
2) 丘村　凞：嚥下のしくみと臨床．金原出版，東京，1993
3) 日本嚥下障害臨床研究会：嚥下障害の臨床；リハビリテーションの考え方と実際．医歯薬出版，東京，1998
4) 藤島一郎：脳卒中の摂食・嚥下障害　第2版．医歯薬出版，東京，1998
5) 吉田哲二（編）：嚥下障害 Q&A．医薬ジャーナル社，大阪，2001
6) 湯本英二（編）：耳鼻咽喉科診療プラクティス 7　嚥下障害を治す．文光堂，東京，2002
7) 日本耳鼻咽喉科学会（編）：嚥下障害診療ガイドライン—外来における対応．金原出版，東京，2008
8) 聖隷三方原病院嚥下チーム：嚥下障害ポケットマニュアル第2版．医歯薬出版，2003

2. 内視鏡を用いた嚥下機能検査に関する書籍

1) Langmore, SE：Endoscopic evaluation and treatment of swallowing disorders. Thieme, New York, 2001
2) 溝尻源太郎：ビデオ内視鏡検査　日本嚥下障害臨床研究会（監修）嚥下障害の臨床．医歯薬出版，東京，1998

2　参考文献（定期刊行物）

1. 嚥下のしくみ，検査，診断

1) Kahrilas and Logemann：Volume accommodation during swallowing. Dysphagia, 8：259-265, 1993
2) Kahrilas, PJ et al：Volitional augmentation of upper esophageal sphincter opening during swallowing. Am J Physiol, 260：450-456, 1991
3) Ohmae, Y et al：Timing of glottic closure during normal swallow. Head and Neck, 17：394-402, 1995
4) Ohmae, Y et al：Effect of two breath holding maneuver on otopharyngeal swallow Ann Oto-Rhino-Laryngology, 105：123-131, 1996
5) Palmer, JB：Bolus aggregation in oropharynx does not depend on gravity. Arch Phys Med Rehabil, 79：691-696, 1998

6) Palmer, JB et al：Coordination of mastication and swallowing. Dysphagia, 7：187-200, 1992
7) Pouderoux, P et al：Pharyngeal swallowing elicited by fluid infusion：role of volition and vallecular containment. Am J Physiol, 270：347-354, 1996
8) Shaker, R et al：Coordination of deglutitive glottic closure with oropharyngeal swallowing. Gastroenterology, 98：1478-1484, 1990
9) 進　武幹：嚥下の神経機序とその異常．耳鼻，40　補冊（1）：9-184，1994
10) 才藤栄一，他：平成11年度厚生科学研究費補助金（長寿科学総合研究事業）「摂食・嚥下障害の治療・対応に関する統合的研究．1-18，1999
11) 兵頭政光：加齢に伴う嚥下機能の変化様式．耳展，52：282-288，2009

2. 嚥下内視鏡検査

1) Langmore, SE et al：Fiberscopic endoscopic examination of swallowing safty; A new procedure Dyshagia, 2：216-219, 1988.
2) Aviv, JE et al：FEESST：a new bedside endoscopic test of the motor and sensory components of swallowing. Ann Otol Rhinol Laryngol, 107（5-1）：378-387, 1998
3) Aviv, JE：Prospective, Randomized outcome study of endoscopy versus midified barium swallow in patients with dysphagia. Laryngoscope, 110：563-574, 2000
4) Doggett, DL et al：Prevention of pneumonia in elderly stroke patients by systematic diagnosis and treatment of dysphagia：an evidence-based comprehensive analysis of the literature. Dysphagia, 16：279-295, 2001
5) 大前由紀雄，他：嚥下障害に対する内視鏡下咽頭注水検査の有用性．日耳鼻，106：1078-1083，2003
6) 大前由紀雄，他：気管切開孔を有する嚥下障害症例に対するスピーチバルブ装着の有用性—喉頭クリアランスに対する影響．日耳鼻，109：594-599，2006
7) 西山耕一郎，他：耳鼻咽喉科外来における嚥下障害スクリーニング項目の検討．日耳鼻，113：542-548，2010
8) 西山耕一郎，他：一診療所における嚥下障害への取り組み．日気食会報，58：384-391，2007

3. リハビリテーション

1) Fujiu, M et al：Effect of a Tongue-Holding Maneuver on Posterior Pharyngeal Wall Movement During Deglutition. Am Journal of Speech-Language Pathology, 5：23-30, 1996
2) Shaker, R et al：Augmentation of deglutitive upper esophageal sphincter opening in the elderly by exercise. Am J Physiol, 272：1518-1522, 1997
3) Kojima, C et al：Jaw opening and swallow triggering method for bilateral-brain-damaged patients; K-point stimulation. Dysphagia, 17：273-277, 2002
4) 大前由紀雄，他：舌前半部によるアンカー機能の嚥下機能に及ぼす影響．耳鼻，44：301-304，1998
5) 柴　裕子：在宅における嚥下障害のリハビリテーション．耳喉頭頸，79：127-134，2007
6) 西山耕一郎，他：嚥下障害に対する外来での対処法の試み．日耳鼻，113：587-592，2010
7) 久　育男：嚥下障害診療ガイドライン．JOHNS，26：748-752，2010

索 引

◎欧文

CCD カメラ ……………………………… 27
Fiberscopic Endoscopic Evaluation of Swallowing
　　（FEES）……………………………… 26
Japan Coma Scale（JCS）……………… 11
JCS（Japan Coma Scale）……………… 31
K-point 刺激法 …………………… 13, 95
lateral food channel（側方経路）… 32, 34
Mendelsohn 法 ……………… 13, 73, 96, 97
MMSE ……………………………………… 10
Refeeding 症候群 ………………………… 85
Shaker 法 …………………………… 13, 73, 76
Thermal stimulation ……………… 72, 80
Thermal Stimulation 法 ………………… 13
Tongue holding 法 ……………………… 73
VE：videoendoscopic swallowing examination
　　………………………………………… 26
Wallenberg 症候群 ……………………… 97
X 線造影検査 ……………………………… 51

◎あ行

アイスマッサージ ………………………… 95
アンカー機能 ……………………………… 22
アンカー強調嚥下 ………………… 72, 73, 96
アンカー補強嚥下 ………………………… 13
息止め ……………………………………… 19
息止め嚥下 ………………………… 13, 72, 96
息止め嚥下法 ……………………………… 78
息止め法 …………………………………… 73
意識レベル ………………………………… 11
意識レベル（JCS）………………………… 10
位相（phase）……………………………… 15
胃ろう造設 ………………………………… 85
咽頭残留 …………………………………… 22

咽頭残留（咽頭クリアランス）………… 45
咽頭収縮不全 ……………………………… 21
咽頭側壁 …………………………………… 22
咽頭注水法 ………………………………… 37
うなずき嚥下 ……………………………… 72
嚥下後誤嚥 ………………………………… 83
嚥下姿勢 …………………………………… 96
嚥下障害診療ガイドライン ……………… 60
嚥下食 ……………………………………… 39
嚥下食ピラミッド ………………………… 39
嚥下性肺炎 ………………………………… 63
嚥下前誤嚥 ………………………………… 83
嚥下体操 …………………………………… 95
嚥下中誤嚥 ………………………………… 83
嚥下法 ……………………………………… 96
嚥下路 ……………………………………… 20
嘔吐 ………………………………………… 87

◎か行

介護食（移行食）………………………… 39
改訂長谷川式簡易知能検査 ……………… 10
下咽頭癌 …………………………………… 40
空嚥下 ……………………………………… 12
感覚機能 …………………………………… 47
間接訓練 …………………………………… 93
期（stage）………………………………… 15
気道防御力 ………………………………… 81
去痰薬 ……………………………………… 62
グレイ・ゾーン …………………………… 60
頸部回旋嚥下 ……………………………… 97
頸部食道癌 ………………………………… 40
頸部前屈位 ………………………………… 70
言語聴覚士 ………………………………… 74
検査食 ……………………………………… 34
抗うつ薬 …………………………………… 58

抗菌薬	62		舌根レベル	32
口腔ケア	80		舌突出嚥下訓練	95
口腔ネラトン法	13		ゼリー嚥下	65
交互嚥下	72, 96		早期咽頭流入	49
抗精神薬	58		増粘剤	65
喉頭蓋喉頭面	47		側方経路（lateral food channel）	33
喉頭下降期型誤嚥	83			
喉頭感覚の低下	33		◎た行	
喉頭挙上	21		代償法・嚥下手技	48
喉頭挙上運動	17		着色水	30
喉頭挙上期型誤嚥	83		直接訓練	94
喉頭挙上距離	63		デイサービス	63
喉頭挙上術	13		停滞型障害	15
喉頭挙上不全	21		電子スコープ（電スコ）	27
喉頭腔レベル	32		頭部挙上訓練（Shaker法）	73
喉頭形成術	13		トリガー	24
喉頭残留（喉頭クリアランス）	45		努力嚥下	13
喉頭水平部分切除	77			
喉頭閉鎖	17		◎な行	
抗不安薬	58		軟口蓋の挙上不全	69
呼吸路	20		軟口蓋レベル	32
混合型誤嚥	83		粘性	68
			膿性痰	62
◎さ行			能力障害	13
左頸部回旋位	70			
惹起遅延型障害	15		◎は行	
惹起不全型誤嚥	83		バイオフィードバック訓練	28, 93
惹起不全型障害	15		バイオフィードバックトレーニング	36
出力状況	57		排痰訓練	62
上部食道括約筋	20		排痰訓練：ハッフィング法	72
食道入口部	20		ハイリスク群	63
食道バルーン法	73, 76		バルサルバ法（強い息止め）	46
食物テスト	24		バルーンカテーテル法	13
処置用内視鏡	36		反復唾液のみ検査（RSST）	10
睡眠薬	58		鼻咽腔	42
生検チャンネル	36		ピオクタニン水	30
声帯運動	43		一口量	94
声門間隙	42		披裂喉頭蓋ヒダ	23
声門レベル	18		披裂部のtilting	46
咳反射	53		複数回嚥下	72, 96
咳反射・嚥下反射	47		不顕性気管支炎	64
舌運動	23			
舌根移動距離	63			

不顕性誤嚥 …………………………… 12
不随意運動 ………………………… 40, 41
ブレンダー食 ……………………… 37, 69
ブローイング訓練 …………………… 73
プロセスモデル …………… 24, 25, 50
ホワイトアウト …………………… 16, 17

◎ま行

水飲みテスト ………………………… 10
無麻酔 ………………………………… 33

◎ら行

輪状咽頭筋 …………………………… 20
輪状咽頭筋切断術 …………………… 13

【監修者略歴】

廣瀬　肇　ひろせ　はじめ

1957 年	東京大学医学部医学科卒業
1962 年	東京大学大学院（耳鼻咽喉科）修了，医学博士
1962 年	ニューヨーク大学耳鼻咽喉科レジデント
1970 年	エール大学ハスキンス研究所客員研究員
1983 年	東京大学医学部音声言語医学研究施設教授
1993 年	北里大学医療衛生学部教授
1993 年	東京大学名誉教授

◎主要著書

音声障害の臨床，インテルナ出版　1998
言語聴覚士のための運動障害性構音障害学（共著），医歯薬出版　2001
言語聴覚士テキスト（監修），医歯薬出版　2005
ST のための音声障害診療マニュアル（監修），インテルナ出版　2008
新ことばの科学入門　第 2 版（訳），医学書院　2008
発話障害へのアプローチ　―診療の基礎と実際―（監修），インテルナ出版　2015

【著者略歴】

大前由紀雄　おおまえ　ゆきお

1986 年	防衛医科大学校卒業
1986 年	防衛医科大学校病院
1993-4 年	米国ノースウエスタン大学研究員
1996 年	自衛隊横須賀病院
1998 年	東京都老人医療センター耳鼻咽喉科医長
2003 年	防衛医科大学校耳鼻咽喉科講師
2006 年	医療法人尚寿会大生病院耳鼻咽喉科科長
2012 年	医療法人尚寿会大生水野クリニック院長

◎主要著書

今日の治療指針（共著），医学書院　2006 年版，2007 年版
嚥下障害診療ガイドライン（共著），金原出版　2008
家庭医学大全集（共著），法研　2010
看護のための最新医学講座　17　老人の医療（共著），中山書店　2005
よくわかる嚥下障害（共著），永井書店　2005
嚥下障害 Q & A（編集　共著），医薬ジャーナル　2001

西山耕一郎　にしやま　こういちろう

1985 年	北里大学医学部卒業
	北里大学医学部耳鼻咽喉科学教室入局
1993 年	横浜赤十字病院耳鼻咽喉科副部長
1995 年	国立横浜病院（現横浜医療センター）医長
2000 年	北里大学耳鼻咽喉科講師
2003 年	北里大学耳鼻咽喉科助教授
2004 年	西山耳鼻咽喉科医院院長

現在：東海大学非常勤教授，藤田保健衛生大学客員准教授，横浜市立大学非常勤講師，北里大学非常勤講師

◎主要著書

ENT Now No.3　音声嚥下障害（共著），メジカルビュー社　2002
今日の耳鼻咽喉科・頭頸部外科治療指針（共著），医学書院　2003
ENTONI No.40　急性喉頭蓋炎の診療（共著），全日本病院出版会　2004
イラスト手術手技のコツ　咽喉頭頸部編（共著），東京医学社　2005
すぐに役立つ外来耳鼻咽喉科疾患診療のコツ（共著），全日本病院出版会　2008
実戦的嚥下機能検査．ENT 臨床フロンティア　実戦的耳鼻咽喉科検査法（共著）　2012
高齢者の嚥下障害診療メソッド，中外医学社　2014

生井友紀子　いくい　ゆきこ

1999 年	北里大学医療衛生学部リハビリテーション学科（言語聴覚療法学専攻）社会人入学
2003 年	北里大学医療衛生学部リハビリテーション学科卒業，言語聴覚士国家資格取得
2003 年～現在	横浜市立大学附属病院　耳鼻咽喉科勤務
2009 年	横浜市立大学大学院医学研究科修士課程入学
2011 年	横浜市立大学大学院医学研究科修士課程修了，修士（医科学）
2011 年	横浜市立大学大学院医学研究科博士課程入学
2015 年	横浜市立大学大学院医学研究科博士課程修了，博士（医学）

◎主要著書

ST のための音声障害診療マニュアル（共著），インテルナ出版　2008
Nursing Note　耳鼻咽喉科看護手帳（共著），メディカ出版　2010
実践音声治療マニュアル（Exercises for Voice Therapy　Alison Behrman / John Haskell 編著）（共訳），インテルナ出版　2012
無喉頭音声：発声発語障害学　第 2 版（熊倉勇美・今井智子編集），医学書院　2015
無喉頭音声のリハビリテーション：ST のための音声障害学（大森孝一監修），医歯薬出版　2015
発話障害へのアプローチ　―診療の基礎と実際―（共著），インテルナ出版　2015

実践　嚥下内視鏡検査（VE）―動画でみる嚥下診療マニュアル―　　ISBN978-4-900637-42-9

2016年8月31日　第1版・第4刷発行

監修者　廣瀬　肇

著　者　大前由紀雄，西山耕一郎，生井友紀子

発行者　稲葉友哉

発行所　インテルナ出版株式会社

〒170-0003　東京都豊島区駒込1-43-9　駒込TSビル
電話　03-3944-2591（編集）・2691（販売）　FAX 03-5319-2440
http://www.intern.co.jp　E-mail: hanbai@intern.co.jp

乱丁・落丁の際はお取り替えいたします．　　印刷・製本／壮光舎印刷（株）

©Hajime Hirose, et al 2011, Printed in Japan〔検印廃止〕

本書の内容を無断で複写・複製・転載すると，著作権・出版権の侵害となることがありますのでご注意下さい．

JCOPY〈(社)出版者著作権管理機構　委託出版物〉
本書の無断複写は著作権法上での例外を除き禁じられています．複写される場合は，そのつど事前に，(社)出版者著作権管理機構（電話 03-3513-6969, FAX 03-3513-6979, E-mail: info@jcopy.or.jp）の許諾を得て下さい．